8° Te ^{151}
11 (5)

DE

L'ACONIT ET DE L'ACONITINE

RECHERCHES

SUR

LEURS PROPRIÉTÉS PHYSIOLOGIQUES ET THÉRAPEUTIQUES

DE
L'ACONIT ET DE L'ACONITINE

RECHERCHES

SUR

LEURS PROPRIÉTÉS PHYSIOLOGIQUES ET THÉRAPEUTIQUES

Par A.-J. GUILLAUD

DOCTEUR EN MÉDECINE.

Ancien Aide de Botanique à la Faculté de médecine de Montpellier (Concours 1869);
Préparateur de Géologie à la Faculté des sciences de la même ville ;
Licencié ès-Sciences naturelles.

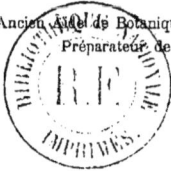

MONTPELLIER
TYPOGRAPHIE ET LITHOGRAPHIE BOEHM ET FILS
IMPRIMEURS DE L'ACADÉMIE DES SCIENCES ET LETTRES
DE LA REVUE DES SCIENCES NATURELLES ; ÉDITEURS DU MONTPELLIER MÉDICAL

1874

PRÉFACE.

Les recherches que j'ai entreprises sur l'action physiologique de l'Aconitine ont été faites au laboratoire de physiologie de la Faculté de médecine, sous la direction de M. le professeur Rouget. Si mon travail a quelque mérite, tout l'honneur en revient au Maître éminent dont je me féliciterai toujours d'avoir été un des élèves. Son enseignement scientifique, élevé et précis, m'a servi et me servira toujours de guide.

J'ai été dirigé dans cette étude par son Mémoire «sur l'action physiologique de l'absorption des sels d'argent», paru l'an dernier dans les *Archives de physiologie normale et pathologique*, et dans lequel il démontre que ces sels agissent sur les centres médullaires du système nerveux. Il était intéressant de voir s'il n'y avait pas dans le règne végétal de poisons analogues. L'aconitine devait en être un. En outre, j'ai beaucoup emprunté à ses leçons de l'année 1873-1874, sur la moelle, pour la rédaction des paragraphes relatifs à l'action de l'aconitine sur les diverses parties du système nerveux, etc. La connaissance des *nerfs sécréteurs* surtout m'a permis d'expliquer d'une façon rationnelle les phénomènes d'hypersécrétions abondantes qui s'observent dans l'empoisonnement par l'aconit et l'aconitine.

Enfin je remercie publiquement M. Duquesnel, qui a eu l'extrême obligeance de mettre à notre disposition une certaine quantité d'aconitine cristallisée et d'azotate d'aconitine, que lui seul, jusqu'à présent, est parvenu à obtenir. Je remercie aussi mon ami M. F. Henneguy, préparateur de physiologie à la Faculté de médecine, pour l'important concours qu'il m'a prêté dans mes expériences.

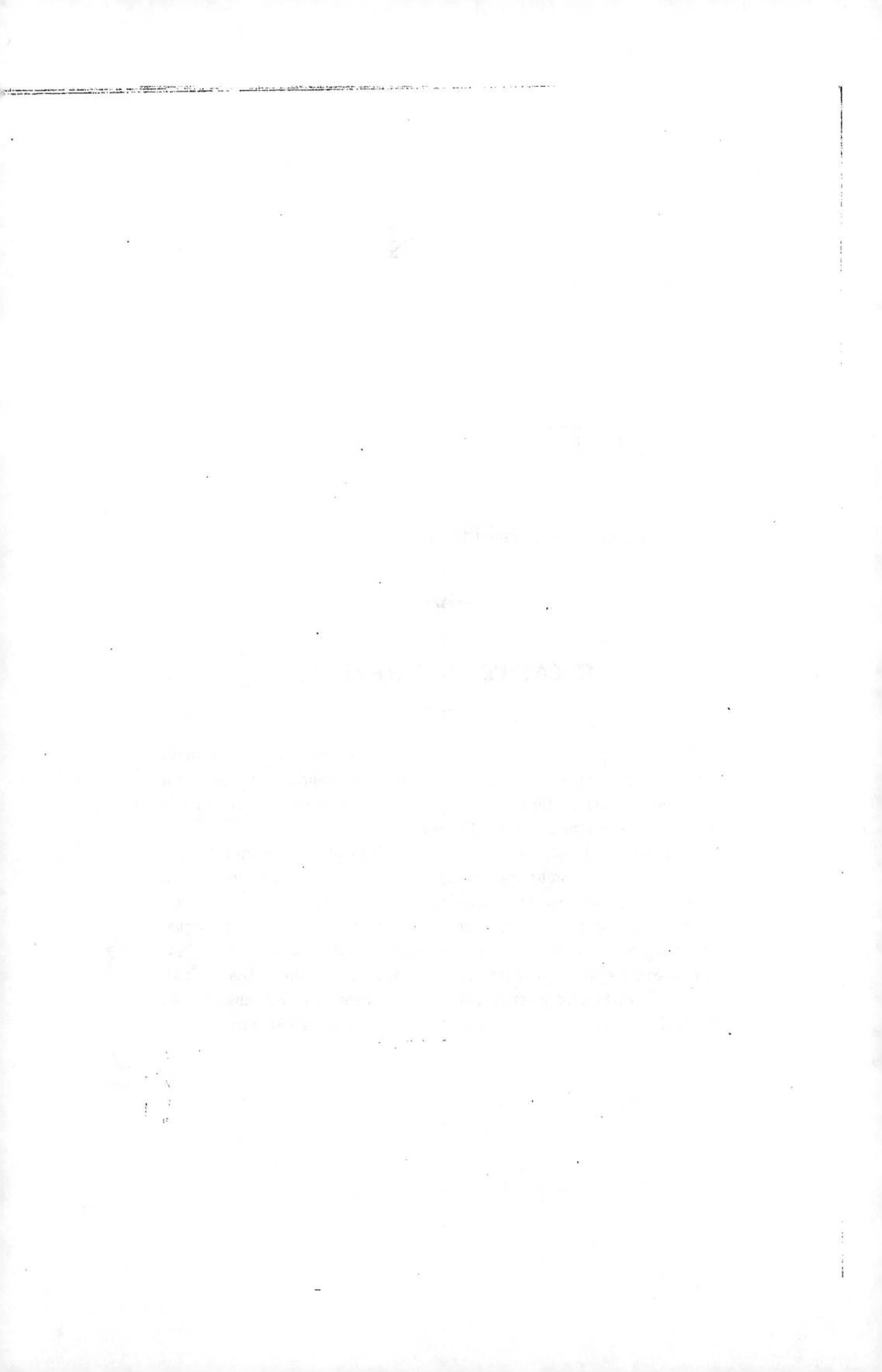

DE

L'ACONIT ET DE L'ACONITINE

Recherches sur leurs Propriétés Physiologiques et Thérapeutiques.

CHAPITRE PREMIER.

Que sont l'aconit et l'aconitine comme poisons? Ont-ils identiquement les mêmes propriétés? Que sait-on de leur action première et intime sur l'économie animale? Telles sont les questions à se poser au début, et telle est l'introduction naturelle à notre sujet.

Comme toutes les plantes vénéneuses depuis longtemps connues, l'aconit a donné lieu à de nombreuses observations et à de nombreux écrits. Mais on ne doit accepter que sous bénéfice d'inventaire tout ce qu'on en a dit. Aujourd'hui, lorsqu'on parle d'aconit en physiologie et en thérapeutique, on veut généralement entendre l'aconit napel (*Aconitum napellus* L.), l'une des espèces les plus répandues et les plus actives du genre. Les anciens, les botanistes de la Renaissance eux-mêmes, étaient loin d'être aussi précis. G. Bauhin désignait sous ce nom une foule de poisons végétaux. Clusius et plus tard Linné, en décrivant les diverses espèces du genre *aconitum*, n'empêchèrent pas les médecins de se servir indistinctement des unes et des autres. Or, deux espèces de plantes voisines peuvent n'avoir pas les mêmes propriétés, et en avoir même d'entièrement opposées. De Candolle, dans sa Thèse de médecine, a cherché à établir que les propriétés médicales des plantes suivaient les affinités naturelles. Il serait tout aussi facile de prouver le contraire ; de part et d'autre, on aurait de nombreux exemples à citer. Il n'y a, il faut le reconnaître, aucune loi à établir quant aux propriétés d'un groupe donné de plantes ; c'est l'expérience qui décide. Bien plus, une plante n'est pas, partout et toujours, comparable à elle-même. Dans nos contrées, les animaux ne mangent point impunément l'aconit napel. Cependant Linné en a vu utiliser les jeunes pousses en Laponie, et M. Ch. Martins dit, de son côté, que l'*Arvicola nivalis* Mart., ou campagnol des neiges, le Mammifère qui vit le plus haut sur le Mont-Blanc, se nourrit pendant l'hiver des racines de ce même aconit. De ces deux faits rapprochés, il semblerait que l'abaissement de température nuit aux vertus de cette plante. En admettant même que la loi posée par De Candolle fût générale, il est encore une autre considération qui doit nous rendre circonspects : c'est que, les espèces étant l'œuvre des botanistes classificateurs, et n'étant pas toujours séparées les unes des autres par les mêmes distances morphologiques, les plantes d'un même genre seront d'autant moins assimilables ou comparables pour leurs effets, qu'elles différeront plus, botaniquement parlant. Ainsi, dans le cas spécial des aconits, qui constituent cependant un groupe fort naturel, à formes-espèces très-voisines l'*Aconitum ferox* Wall. de l'Inde, qui a servi aux expériences de Pereira, est à peu près un *Aconitum napellus* L., tandis que l'*Aconitum lycoctonum* L., et l'*Aconitum cammarum* L., dont parlent Matthiole et Bouet, diffèrent beaucoup du premier et non moins entre eux. Aussi ne devons-nous point nous étonner de voir les auteurs qui ont le plus sérieusement étudié l'aconit se préoccuper avant tout de l'espèce employée, et protester contre l'assimilation thérapeutique des aconits pris en bloc. Turnbull, continuant les recherches de Storck, disserte pour savoir quelle était la plante dont se servait ce praticien. Schrooff (de Vienne) a même fait une étude comparative de l'activité des divers aconits, et est arrivé à recommander les uns, à l'exclusion complète des autres.

Les anciens ne connaissaient les aconits que comme poisons. Les plus anciennes expériences que nous ayons sur ces plantes, celles de Matthiole, en 1524, ne furent faites que dans le but de vérifier la valeur d'un antidote. Sur l'ordre du pontife Clément VII, il donna de l'aconit napel à deux condamnés à mort. En 1561, à Prague, il renouvela l'expérience sur un voleur destiné à la potence. Ce sont les résultats observés dans ces deux circonstances que nous trouvons consignés dans ses *Commentaires sur Dioscoride*.

Avicenne paraît être le premier médecin qui ait employé l'aconit à un usage thérapeutique; mais ce fut le Mémoire de Storck, en 1762 seulement, qui donna à ce médicament droit de cité. De Storck à M. Gubler, dans ces dernières années, longue est la liste des praticiens qui l'ont préconisé.

De Matthiole à Orfila (1818), nombreuses sont aussi les recherches expérimentales faites sur ce poison. Wepfer, Sprœgel et Brodie, à diverses époques, en firent prendre à des loups, des chats et des lapins. Le *Traité des poisons* d'Orfila contient le récit d'une nombreuse série d'expériences. Des travaux plus récents, publiés sur l'action physiologique de l'aconit napel, sont dus à Turnbull, Pereira, Fleming et Christison, en Angleterre; à Schrooff (de Vienne), et à Hirtz (de Strasbourg). Verriet-Litardière[1] est peut-être le dernier qui ait expérimenté sur l'aconit en nature.

Ces divers auteurs, en employant, les uns la racine ou les feuilles brutes, les autres des extraits aqueux ou alcooliques, et en expérimentant à peu près sur les mêmes animaux (chiens, chats et lapins), sont arrivés à des résultats analogues et qui se complètent même les uns les autres. Il est impossible de les rapporter tous, et de donner les conclusions de chacun. J'ai groupé, par appareil fonctionnel, tous les phénomènes toxiques observés par eux. Pour être plus complet, j'ai fait un relevé analogue pour tous les cas d'em-

[1] Étude sur les aconits. Thèse de Montpellier, 1873.

poisonnement chez l'homme publiés, soit dans les ouvrages de toxicologie, soit dans les thèses et journaux de médecine (journaux français, *Edinburgh med. journal, Canstatt's Jahresbericht*; et suite, etc.). C'est, pour ainsi dire, le tableau aussi fidèle que possible d'une seule grande expérience et d'un seul empoisonnement, que nous allons passer en revue.

ACTION DE L'ACONIT NAPEL SUR LES ANIMAUX.

APPAREIL DIGESTIF ET SÉCRÉTIONS. — Vomissements plus ou moins rapides et plus ou moins fréquents de matières ingérées, ou de fluides visqueux et écumeux, se montrant même quand le poison a été introduit par une autre voie que l'estomac. Efforts pour vomir quand l'œsophage a été lié. Contraction des muscles de l'abdomen. Diarrhée ou évacuation de matières fécales. Grincement de dents, hoquet, étranglement, engourdissement des lèvres et des gencives, bouche écumeuse. Dysphagie ou refus de manger. Salivation constante. Évacuation d'urine.

A l'autopsie, aucune altération constatée du tube digestif ; ou bien légère inflammation de l'estomac et du duodénum, le rectum n'ayant rien ; ou inflammation par places du canal intestinal ; ou estomac rempli de fluide noirâtre, comme bilieux, sans trace d'inflammation ; ou intestins colorés en rouge et verdâtres au dehors, avec l'estomac contracté ; ou vaisseaux de l'intestin et du mésentère très-marqués, l'intestin pas plus que l'estomac n'étant enflammés, le foie et les reins intacts. Vessie distendue par l'urine.

ÉTAT GÉNÉRAL ET SENSIBILITÉ. — Agitation, cris, souffrances, vertige. Animal couché sur le dos ou sur le côté, assoupi ou comme ivre, la tête renversée sur le dos, les pattes roides et écartées, puis immobile et insensible ; soubresauts surtout dans les membres postérieurs.

LOCOMOTION. — Marche chancelante, grande faiblesse musculaire, incertitude dans la station. L'animal se couche, efforts pour se relever ; il fait quelques pas en vacillant, puis retombe ; ou bien il fait une chute en cherchant à marcher. La faiblesse des muscles volontaires augmente peu à peu. Il lui est impossible de se tenir. Mis sur ses pattes, il fait quelques pas et retombe. Mouvements lents et faibles. Il conserve cependant jusqu'à la fin un certain empire sur les muscles volontaires.

Les extrémités postérieures fléchissent tout d'abord ; elles sont très-faibles, présentent des convulsions, s'allongent et se roidissent plus ou moins fortement.

La paralysie de ce même train postérieur a été observée dans la plupart des cas.

Tremblement général plus ou moins fort ; convulsions d'abord légères puis très-intenses, plus ou moins généralisées, apparaissant surtout dans les membres. Mouvements convulsifs des muscles de la tête lui imprimant un va-et-vient brusque, comparable aux secousses électriques. Mouvements instantanés qui portent la tête de côté. Mâchonnement prolongé.

Sous l'influence de la pile, des mouvements se manifestent dans les muscles volontaires et involontaires, mais ils cessent de bonne heure.

Respiration. — Respiration lente, pénible, profonde, irrégulière, d'une difficulté extrême, s'accompagnant d'une sorte de mouvement convulsif; nombre des mouvements respiratoires sensiblement diminué. Quelquefois, au contraire, la respiration est précipitée et fréquente.

Autopsie : Poumons denses, gorgés de sang, rouges foncés ou bruns, moins crépitants qu'à l'état normal, avec de larges plaques noires à la surface ; vaisseaux pulmonaires gorgés de sang, quelquefois obstrués par des caillots noirs.

Circulation. — Ralentissement ou accélération des battements du cœur, qui sont forts ou faibles, réguliers ou irréguliers.

Autopsie : Cœur droit contenant du sang noir, cœur gauche presque vide. Artères pulmonaires également remplies de sang noir, écumeux. Le cœur est généralement flasque; il se contracte faiblement à l'ouverture. Les ventricules peuvent être insensibles à l'électrisation, et les oreillettes se contracter encore.

Sens. — Pupille dilatée avant la mort, quelquefois extrêmement, d'autres fois peu, se contractant après; yeux hors des orbites. Diminution de la vue, de l'audition. Conservation de l'usage des autres sens.

ACTION DE L'ACONIT NAPEL SUR L'HOMME.

Appareil digestif et sécrétions. — Sentiment de brûlure, de sécheresse et d'engourdissement dans les lèvres, la bouche, la langue et bientôt l'estomac. Chaleur brûlante et constriction à la gorge et aux gencives, sensation brûlante le long de l'œsophage. Sensation de poivre en avalant le poison. Picotement particulier sur les lèvres et à l'extrémité de la langue, avec sentiment de torpeur. Voile du palais douloureux.

La luette semble en contact avec la base de la langue, dont la torpeur peut être fort longue. Titillations dans le nez, après avoir manipulé le poison. Écume à la bouche, nausées et vomissements constants et répétés de matières bilieuses et porracées. Lèvres bleues, noirâtres, et visage livide. Déjections alvines involontaires. Sueurs froides et abondantes. Sécrétion urinaire constamment augmentée. Pollution.

ÉTAT GÉNÉRAL ET SENSIBILITÉ. — Pâleur de la figure. Face altérée et abattue, exsangue; lèvres livides. Faciès hippocratique. Pesanteur de tête et vertige. Léthargie sans sommeil; fatigue, défaillance, somnolence, lipothymies, stupeur ou non, envies de bâiller. Peau humide, froide, surtout aux extrémités, avec sentiment de chaleur sèche et de tension dans toute l'économie. Tremblement et sensation de froid le long de l'épine du dos, s'élevant comme une vapeur légère des reins vers la tête. Frissons dans les extrémités ; abaissement de la température, surtout dans les mains et les bras; d'autres fois production de chaleur. Sensation particulière d'engourdissement et de fourmillement sur diverses parties du corps et particulièrement à la tête, à la face et aux extrémités, quelquefois partout à la fois, débutant par les pieds et allant rapidement de bas en haut. Sensation d'augmentation de poids et de volume de certaines parties du corps. Douleurs plus ou moins violentes de la tête et de la face, locative, surtout dans la région sus-orbitaire et sur le trajet du trijumeau et de ses ramifications : sensation cutanée lancinante dans les doigts, les bras, les articulations et pour ainsi dire tout le corps; irritation des joues. Démangeaisons à la peau avec desquamation; taches rouges ou livides au cou, au dos et sur tout le corps; vésicule ; enflure générale.

Sensibilité de la surface cutanée plus ou moins diminuée, quelquefois abolie. Face et gorge insensibles au toucher. Insensibilité des poignets. Cardialgie. Intelligence le plus souvent conservée e n tout ou en partie. Anxiété avec crainte de suffocation. Quelquefois subdélirium ou délire véritable. Le malade est étranger à ce qui se passe autour de lui. Affaissement avec pressentiment de mort.

MOUVEMENTS. — Faiblesse musculaire plus ou mois prononcée. Débilité, tremblements, surtout des jambes. Lassitude extrême, les bras se lèvent lentement, puis retombent inertes; quelquefois paralysie des bras. Impossibilité de se tenir debout. Roideur et difficulté à remuer les lombes. Enfin agitation et convulsions constantes; membres fléchis et contracturés, impossibles à étendre. Les convulsions arrivent par attaques de plus en plus violentes, pendant lesquelles il y a une très-grande difficulté à respirer, avec renversement de la tête et des bras en arrière, comme dans l'opisthotonos. Les crampes, les spasmes, les convulsions, peuvent manquer, et on ne peut rencontrer qu'une certaine roideur des muscles.

RESPIRATION. — Oppression; respiration gênée et diminuée, faible, laborieuse, ralentie, rare, à la fin stertoreuse; quelquefois courte et précipitée, ou profonde et suspirieuse, toujours irrégulière, plus entravée encore et même abolie pendant les attaques convulsives. De 18 respirations à la minute, on n'en compte bientôt plus que 15 à 16 et même 13. A la fin, efforts pour respirer, asphyxie et mort. Le malade porte souvent la main à la gorge.

CIRCULATION. — Pouls ralenti, tremblotant, faible, irrégulier, défaillant plutôt qu'intermittent, imperceptible et s'effaçant graduellement après des intermittences plus ou moins longues. Au lieu de 72 pulsations, on n'en trouve que 56; puis elles peuvent s'élever vers la fin à 70 et 80. Le malade croit que le sang ne circule plus dans son corps. Dépression du cœur et des vaisseaux, soit immédiatement, soit après une accélération passagère. Contractions du cœur faibles, irrégulières, intermittentes; impulsion presque nulle; cependant dans un cas les bruits du cœur étaient très-distincts et avaient même un timbre relativement clair. Système veineux congestionné pendant les attaques convulsives.

SENS. — Obscurcissement, trouble, diminution et perte de la vue, surtout en station verticale. Pas de dilatation de la pupille au début, mais à la fin pupille très-dilatée, surtout pendant les attaques. Yeux vifs, fixes, portés en haut ou hors des orbites. Paupières quelquefois paralysées et abattues. Ouïe affaiblie, perdue, ou sans changement.

Qu'est-ce maintenant que l'aconitine? Bucholz est le premier qui ait signalé la présence d'un alcaloïde dans l'aconit. En 1808, Steinacher attribuait encore les propriétés toxiques de cette plante à un principe volatil. L'aconitine fut découverte par Brandes en 1819; elle a été mieux étudiée par Hesse en 1833. Depuis, elle a fait l'objet de travaux importants de la part de Geiger, Berthemot, Stahlschmidt, Morson, Planta, Hottot et Liégeois, et enfin de M. Duquesnel, qui l'a obtenue à l'état cristallisé dans ces dernières années.

Son caractère physiologique est celui-ci : l'aconitine détermine sur la langue, au bout de quelques minutes, une sensation de *fourmillement* caractéristique et de picotement analogue à celui que produit la racine de pyrèthre.

Je n'ai pas qualité pour savoir si l'aconitine est le seul principe actif de l'aconit, et pour connaître de l'analyse chimique de cette plante. MM. Smith en ont retiré l'*aconelline*, et M. Morson une substance cristalline du nom de *napelline*. La question, du reste, est purement physiologique. Ce n'est qu'en comparant les effets produits sur l'homme et les animaux, d'un côté par l'aconit, de l'autre par l'aconitine, qu'on peut arriver à la solution qui nous intéresse.

Jusqu'ici, les diverses préparations d'aconitine étaient loin de se ressembler et par la pureté et par l'efficacité. Entre les mains d'observateurs très-divers, elles ont donné cependant des résultats assez concordants quant aux phénomènes généraux des empoisonnements. Nous empruntons à Schrooff, Van Praag, Duckvorth, Hottot, Reil, Verriet-Litardière et de Molènes, les données des tableaux suivants, dressés de la même manière et pour les mêmes raisons que ceux qui résument l'action de l'aconit.

ACTION DE L'ACONITINE SUR LES ANIMAUX.

APPAREIL DIGESTIF ET SÉCRÉTIONS. — Nausées. Vomituritions, vomissements. Plusieurs selles pendant la nuit. Fourmillements intenses dans la langue et l'arrière-gorge. L'animal passe une de ses pattes antérieures sur sa bouche largement ouverte, comme pour se débarrasser d'un corps étranger. Salivation abondante ; salive s'écoulant involontairement de la bouche. Salivation chez les oiseaux. Diurèse abondante.

A l'autopsie : Rougeur de l'œsophage et de l'intestin sans érosion. Vessie remplie d'urine. Foie et reins congestionnés ou sains.

ÉTAT GÉNÉRAL ET SENSIBILITÉ. — Cris ; mâchonnements ; somnolence, apathie prononcée. Anesthésie dans les membres, à la face et au nez. Diminution de la température.

MOUVEMENTS. — Muscles relâchés ; faiblesse générale et horreur de tout mouvement ; efforts pour marcher ; ne peut se tenir sur ses pattes, et tombe sur le ventre; ou bien fait des bonds désordonnés et tombe en prostration. Mouvements convulsifs de la tête en arrière et convulsions générales avec vibrations des téguments ; enfin paralysie plus ou moins générale et complète.

Pattes postérieures paralysées, ne se tient plus que sur les antérieures. L'animal s'allonge. Extrémité des membres postérieurs sur un plan plus élevé par rapport à celui du dos. Incoordination des mouvements dans les deux paires de membres. Convulsions toniques.

Chez les oiseaux, on trouve également une dépression générale du système musculaire.

Chez les grenouilles, adynamie prompte, paralysie et incapacité réactive ; paralysie successive des pattes de derrière, de celles de devant et enfin des muscles de la tête ; mêmes symptômes du côté des muscles chez les poissons.

RESPIRATION. — Respiration plus ou moins ralentie chez les mammifères, laborieuse, spasmodique, exécutée par les muscles abdominaux et devenant de plus en plus embarrassée. Les mouvements respiratoires, de 80 à 90, descendent jusqu'à 25 par minute. Efforts inutiles d'inspiration. Dilatation violente des narines.

A l'autopsie : Poumons engorgés, écume dans les bronches.

CIRCULATION. — Battements de Cœur irréguliers, quelquefois diminués d'intensité, mais non de nombre ; quelquefois augmentés et devenant indistincts, inappréciables.

A l'autopsie : Cœur et vaisseaux obstrués par des caillots, excepté le ventricule gauche.

SENS. — Resserrement passager des pupilles, puis dilatation énorme ; cet état persiste jusqu'à la mort ; puis elles restent dilatées ou se rétrécissent, non pas brusquement, mais par une série de resserrements et de dilatations.

ACTION DE L'ACONITINE SUR L'HOMME.

APPAREIL DIGESTIF ET SÉCRÉTIONS. — Saveur désagréable ; amertume intense, repoussante, et persistant longtemps. Acreté, brûlure souvent pénible, engourdissement des lèvres et du pharynx. Chaleur à l'épigastre. Éructations, borborygmes, nausées et vomissements. Bâillements fréquents. Salivation.

Augmentation de l'urine, sueurs abondantes, peau moite ; pollutions nocturnes.

ÉTAT GÉNÉRAL. — Abattement, malaise, faiblesse et pesanteur de tête. Sentiment de congestion et de tension vers les joues et les tempes. Tiraillements dans les joues, le front, la mâchoire supérieure et toutes les parties animées par le trijumeau. Céphalalgie déterminant le plissement et le déplissement de la peau du front. Fourmillements à la face, aux extrémités et dans toutes les parties du corps. Après un temps variable, l'abattement augmente ; il y a céphalalgie plus forte, douleur lancinante à la face, siégeant surtout sur le trajet des nerfs ; fourmillements plus manifestes surtout dans l'immobilité ; face chaude, tendue et gonflée ; battement des artères temporales. Tête prise, bourdonnements, éblouissements et pensée lente ; mais l'intelligence est intacte. Rarement de la tendance au sommeil. Corps brûlant. Abolition de la parole.

MOUVEMENTS. — Faiblesse et débilité musculaire de plus en plus prononcées. Membres comme engourdis, brisés; plus tard prostration générale. Difficulté à tenir et à serrer les objets, le moindre effort épuise.

RESPIRATION. — Oppression, difficulté de la respiration avec effort d'inspiration ; elle devient de plus en plus gênée, lente et profonde.

CIRCULATION. —- Pouls d'abord plus fréquent, plus tard notablement diminué, faible et dicrote. Il peut tomber à 52 et même à 47 pulsations par minute.

SENS. — Tension dans les yeux; faiblesse de la vue. Dilatation de la pupille moins forte que par l'atropine, se produisant plus lentement et cessant sous l'influence d'une vive lumière. Dans un cas, il y a eu au début alternative de dilatation et de contraction ; après une heure, la dilatation était constante, et l'iris n'était plus qu'une bande étroite. La dilatation durait encore douze heures après ; une goutte d'aconitine dans l'œil produit de la brûlure, de la rougeur et du larmoiement. Bourdonnements d'oreille.

L'enquête scientifique à laquelle nous venons de nous livrer fait connaître de la façon la plus détaillée la symptomatologie et le genre d'empoisonnement par l'aconit et l'aconitine. Elle prouve de la manière la plus irréfutable la similitude parfaite et l'identité d'action de la plante et de son dérivé. Les conclusions peuvent se résumer, pour l'une comme pour l'autre, en troubles du tube digestif, de la motilité, de la vue, de la respiration et de la circulation, avec conservation des fonctions du cerveau jusqu'à la mort, qui arrive par asphyxie ou syncope.

Telles étaient aussi les conclusions de M. Hottot en 1861. C'est donc à tort que M. Gubler a renouvelé depuis l'opinion de Schrooff, et cherché à établir une distinction entre l'aconit et l'aconitine, en disant que l'aconitine n'était que narcotique, tandis que l'aconit était à la fois narcotique et âcre [1].

Une autre erreur de Schrooff, reprise par Van Praag, c'est d'avoir soutenu que l'aconitine était moins active que les extraits d'aconit, erreur qui tient probablement à la grande imperfection de l'aconitine qu'il a employée, puisqu'il l'a donnée jusqu'à la dose de 0,80 centigrammes.

[1] Gubler ; Commentaires de thérapeutique, art. *Aconit.*

Ce n'est pas tout de savoir quels sont les grands appareils de l'économie qui sont atteints. Le physiologiste et le praticien avaient le droit d'être plus exigeants. Il fallait aussi mettre en lumière l'action intime du poison, et voir si les troubles de certaines fonctions n'étaient pas la conséquence d'une action médiate et éloignée.

Les premières recherches, dans ce but, qui aient concordé avec des connaissances physiologiques assez avancées, sont celles de Hottot et Liégeois. Étant parvenus à obtenir une aconitine relativement pure, ils instituèrent immédiatement une série d'expériences, publiées d'abord dans le *Journal de la Physiologie de l'homme et des animaux* de Brown-Sequard, ensuite dans la Thèse de E. Hottot, soutenue devant la Faculté de médecine de Paris, en 1864. Ce Mémoire, fondamental pour l'histoire physiologique de l'aconitine, ne comporte pas l'analyse ; il mériterait d'être cité d'un bout à l'autre, et nous aurons à l'indiquer à diverses reprises par la suite ; voici, pour le moment, les conclusions de ces auteurs :

« L'aconitine est un poison narcotique et âcre, dont les propriétés irritantes se manifestent surtout sur les muqueuses.

» L'aconitine agit sur les centres nerveux et successivement sur le bulbe, la moelle et le cerveau.

» Les symptômes se traduisent dans l'ordre de succession suivant : abolition de la respiration, de la sensibilité générale, de la sensibilité réflexe, des mouvements volontaires.

» L'aconitine trouble les fonctions du cœur, en agissant sur la substance même de cet organe.

» Les effets du poison sur les nerfs périphériques succèdent aux effets du poison sur les organes centraux.

» L'excitabilité des filaments nerveux, moteurs ou sensibles, disparaît dans les fibres périphériques avant de disparaître dans les troncs nerveux. »

Viennent ensuite, par ordre de date, les recherches d'un physiologiste russe, M. Aschscharumow, que nous trouvons résumées dans la *Revue scientifique* (2ᵉ série, 1ʳᵉ année, n° 21, page 501), sous la signature de

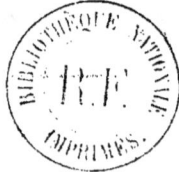

3

M. Gréhant. Ces recherches ont été publiées dans les *Archives d'anatomie et de physiologie* de Reichert, en 1866.

L'auteur se servait d'une solution aqueuse de chlorhydrate d'aconitine à 1 pour 100. En injectant 0^{gr},01 sous la peau du dos de grenouilles, il observa les phénomènes suivants : ralentissement, puis arrêt des mouvements du cœur (en diastole) et de la respiration; paralysie des nerfs moteurs, des muscles volontaires, mais non de ces derniers ; conservation des mouvements réflexes et de la sensibilité, constatée par la ligature des vaisseaux dans un des membres postérieurs. Pour l'auteur, l'arrêt du cœur est dû à une action directe du poison sur cet organe, et plus particulièrement sur ses centres ganglionnaires moteurs. Le cœur, placé dans une solution salée d'aconitine, s'arrête au bout de deux minutes ; retiré, il bat, mais faiblement. Après l'arrêt définitif, il n'est plus excitable par l'électricité. La circulation de la patte se ralentit d'abord sans dilatation des capillaires, puis s'arrête.

Des expériences sur des animaux à sang chaud ont amené les mêmes résultats.

De leur côté, MM. Gréhant et Duquesnel, sans connaître les travaux de M. Aschscharumow, ont expérimenté avec de l'aconitine pure préparée par l'un d'eux, et sont arrivés aux mêmes résultats ; leurs recherches ont été insérées dans le *Bulletin de l'Académie des sciences*, et se retrouvent exactement reproduites dans la *Revue scientifique* (1re année, pag. 166 et 500).

A faible dose, c'est-à-dire 1/10 de milligr. par c. c. d'eau, l'aconitine agit comme le curare, paralyse les nerfs moteurs en agissant sur leurs terminaisons périphériques. On observe d'abord des mouvements spontanés, puis l'arrêt des mouvements respiratoires et volontaires, 35 minutes après l'injection ; les nerfs sciatiques ne conduisent plus l'excitation de l'appareil à chariot, tandis que les muscles excités directement se contractent.

On préserve ensuite l'un des membres postérieurs d'une autre grenouille du contact du poison ; 18 minutes après, l'animal est complétement immobile. En pinçant la peau, on détermine des mouvemements brusques. Plus tard, en pinçant un membre empoisonné, on fait contracter le membre sain ; 25 minutes après, en ouvrant le thorax, on voit le cœur battre parfaitement. En préparant la grenouille à la manière de Galvani, on constate que l'excitabilité du nerf sciatique sain a persisté, tandis que celle du nerf sciatique empoisonné a disparu.

Ils ont enfin répété, à propos de l'aconitine, l'expérience faite par Claude Bernard au sujet du curare, qui consiste à faire baigner successivement dans une solution toxique le muscle ou le nerf; ils ont obtenu les mêmes résultats.

A haute dose, ou 1 milligr. par c. c., l'aconitine arrête le cœur. Deux minutes après l'injection, la circulation de la membrane interdigitale d'une grenouille est très-ralentie ; trois minutes après, elle est complétement arrêtée; l'animal est agité de convulsions générales, et l'on observe des contractions fibrillaires dans tous les muscles qui ont reçu du sang empoisonné. Dix minutes après, l'animal s'agite encore. En ouvrant le thorax, on voit les oreillettes battre, mais le ventricule est arrêté, tous les nerfs moteurs sont excitables. On doit en conclure que l'arrêt du cœur n'a pas permis au poison de passer en aussi grande quantité dans l'économie, ce qui explique la conservation de l'excitabilité des nerfs moteurs ; mais qu'il en est pénétré cependant assez pour exciter leurs terminaisons, ce qui explique les contractions fibrillaires. Si l'on a eu soin d'avance de paralyser les nerfs moteurs en les curarisant, on n'observe plus de contractions fibrillaires : l'aconitine paralyse les éléments nerveux moteurs du cœur.

C'est là une grande différence entre l'action physiologique du curare et celle de l'aconitine, qui fait que dans l'empoisonnement par cette dernière on ne peut conserver les animaux par la respiration artificielle.

C'est M. Rabuteau [1] qui s'est chargé de confirmer les conclusions de MM. Gréhant et Duquesnel sur les animaux à sang chaud.

Nous trouvons, dans la *Revue des sciences médicales* de Hayem [2], un résumé des recherches entreprises récemment sur l'aconitine par MM. Bœhm et Wartmann, résumé fait également par M. Gréhant, ce qui nous est une

---

[1] Rabuteau ; Éléments de thérapeutique et de pharmacologie, pag. 553,
[2] Revue de Hayem ; tom. I, pag. 53.

garantie d'exactitude, l'auteur étant parfaitement au courant de la question, et ayant pu apporter ses propres recherches à l'appréciation critique des résultats obtenus par les expérimentateurs allemands.

MM. Bœhm et Wartmann ont employé l'aconitine amorphe de Merck, connue dans le commerce sous le nom d'aconitine allemande, à la solution de 1 p. %.

Les résultats qu'ils ont obtenus n'ont pas confirmé ceux d'Aschscharumow et Weyland, qui ont publié que l'excitabilité des nerfs moteurs était complétement détruite par l'aconitine. Avec des doses de $0^{gr},01$ à $0^{gr},02$ et $0^{gr},03$ centigr., ils ont vu survenir rapidement la paralysie de tous les muscles volontaires, et jamais ils n'ont trouvé les nerfs non excitables à aucun moment de l'empoisonnement. D'après eux, l'aconitine agit sur la moelle et produit une diminution du pouvoir réflexe des ganglions sensibles, puis une diminution de l'excitabilité des ganglions moteurs, ce qui amène une paralysie totale des mouvements volontaires et réflexes. Les nerfs périphériques ne sont point affectés par l'empoisonnement, sauf les terminaisons intra-musculaires, qui sont probablement excitées, vu la production de contractions fibrillaires des muscles. Au début, de petites doses paraissent produire une excitation des ganglions moteurs, qui amène des mouvements des parois abdominales et des contractions musculaires cloniques.

MM. Bœhm et Wartmann ont aussi étudié l'action de l'aconitine sur les organes de la circulation. Chez des lapins et des chiens, ils prirent la pression du sang dans l'artère carotide au moyen d'un manomètre de Bourdon appliqué par M. Fick à la mesure de la pression du sang. L'aconitine de Merck diminue à forte dose les battements du cœur et l'arrêt de cet organe en diastole ; il y a quelquefois dans le dernier stade une exagération passagère. Chez les lapins, la pression est accrue au début ; chez les chiens et les chats, considérablement diminuée ; chaque battement isolé est dans tous les cas fortement accru. Dans le dernier stade, la pression est toujours basse.

M. Aschscharumow pensait que l'arrêt du cœur était dû à une action du poison sur l'origine centrale du pneumo-gastrique. En coupant les deux pneumo-gastriques, le cœur s'arrête de même. L'aconitine excite l'appareil nerveux d'arrêt situé dans le cœur.

Enfin, ils se sont demandé quelle était l'action de l'aconitine sur le centre des nerfs vasculaires situé dans la moelle allongée. Chez des chiens curarisés, l'excitation de la racine du sciatique produit une importante augmentation de la pression du sang ; dans l'empoisonnement par l'aconitine, cette excitation ne produit plus d'effet. Où se trouve alors la paralysie ? Dans le centre vaso-moteur ? Non, puisque l'excitation directe de la moelle allongée augmente la pression du sang jusque vers la fin de l'empoisonnement, mais bien sur les ganglions sensibles de la moelle.

Il s'est élevé au sein de la *Société de biologie* une discussion sur les propriétés de l'aconitine, à propos des communications de M. Leven, dans les séances du mois juillet 1870 et du mois d'août 1871[1].

Pour M. Leven, l'aconitine est un poison musculaire au même titre que la vératrine et la digitaline. A la dose de 1/10 de milligr. sous la peau, un oiseau est foudroyé sans convulsions. Son action se porte sur toute l'étende de la moelle, et elle produit la mort par arrêt du cœur et des poumons. A l'autopsie, ces derniers sont gorgés de sang, ainsi que le cœur ; quant à la contractilité des nerfs, au bout de 10 minutes elle se trouve épuisée, plus vite même que par l'empoisonnement par la digitaline. M. Leven reproduit son expérience sur un cochon d'Inde, devant la Société.

En août 1871, M. Leven revient de nouveau sur ce sujet, et ajoute que si on l'injecte à une grenouille, ayant la partie inférieure de la moelle détruite, 1/2 milligr. d'aconitine, les propriétés des muscles et des nerfs ne seront pas détruites, tandis que chez une grenouille saine, si l'on sectionne les nerfs lombaires et qu'on injecte l'aconitine sous la peau de l'un des membres antérieurs, la motricité est détruite seulement dans les membres antérieurs. Si l'animal est intoxiqué simultanément par l'aconitine et la strychnine, il n'y a pas de mouvements convulsifs. Il ajoute que dans l'empoisonnement par le curare les mêmes phénomènes ont lieu.

[1] Gazette médicale de Paris, comptes-rendus de la Société de biologie.

MM. Laborde et Gréhant lui objectent, le premier les expériences si concluantes de M. Claude Bernard, le second les résultats de ses propres recherches.

Ce n'est pas ici le moment de critiquer ces diverses opinions leur discussion viendra plus naturellement et avec beaucoup plus de profit après l'exposé des expériences que nous avons faites nous-même.

CHAPITRE II.

Marche générale de l'empoisonnement.

Dans l'étude de tout poison, il y a toujours deux choses à considérer :
d'un côté, la marche générale de l'empoisonnement, c'est-à-dire la succession des phénomènes toxiques, leur relation et leur enchaînement, les
troubles apportés dans le fonctionnement général de l'organisme ; de
l'autre, les effets directs du poison sur chaque appareil en particulier ; on
un mot, il faut séparer l'empoisonnement général, qui est la résultante, des
empoisonnements des diverses parties de l'organisme, qui sont les com-
posantes.

Cette distinction n'aurait-elle pas d'importance aux points de vue purement toxique et médicamenteux, qu'elle s'imposerait d'elle-même par les
nécessités du sujet. « Il faut d'abord obtenir des données fournies par
des expériences d'exploration, pour en instituer de nouvelles qui sont
destinées à analyser les premiers résultats physiologiques, et à en trouver
la signification précise[1] ».

Il est vrai que le terrain n'est pas nouveau, et qu'on pourrait s'en rapporter à ce qui a été publié jusqu'à présent, pour se faire une première
idée de l'action de l'aconitine. Mais, outre qu'il s'agit d'infirmer ou de
confirmer des faits avancés, la discussion critique de ces expériences ne
m'a pas paru suffisante : d'abord parce que ces expériences ont laissé
certains côtés de l'empoisonnement dans l'ombre, ensuite parce qu'elles ont
porté exclusivement sur un nombre limité d'animaux, des grenouilles, des

---

[1] Cl. Bernard ; Leçons sur les effets des substances toxiques et médicamenteuses, pag. 280.

carnivores et des rongeurs. D'ailleurs, si leurs auteurs n'ont pas été d'accord, c'est moins la faute de ce qu'ils ont vu que de ce qui leur est échappé.

En s'adressant, comme l'avait déjà essayé Van Praag pour l'aconitine, et comme l'a fait récemment M. le professeur Ch. Rouget dans l'étude de l'action physiologique des sels d'argent, aux diverses classes de vertébrés et même d'invertébrés, on évite les chances d'erreur inhérentes aux variations spéciales qui peuvent se produire dans l'empoisonnement des divers animaux, variations dues à telle ou telle organisation particulière, à la prédominance et au fonctionnement simplifié ou compliqué, développé ou amoindri, de tel ou tel système.

En faut-il un exemple emprunté au sujet que nous traitons ? On a dit que l'aconitine arrêtait en premier lieu la respiration. Pourquoi ? Parce qu'on observait sur des grenouilles chez lesquelles la respiration pulmonaire, suppléée par la respiration cutanée, s'arrêtait presque immédiatement après l'injection. Mais qu'on s'adresse aux tortues ou aux reptiles écailleux, chez lesquels la respiration cutanée est nulle, et l'on verra que les mouvements respiratoires, tout en étant modifiés. persistent fort longtemps.

Les expériences suivantes ont été faites pendant les mois de juin et de juillet derniers, par une température assez forte. Les muscles de grenouilles décapitées ne pouvaient jamais vivre plus de vingt-quatre heures, placés dans les meilleures conditions pour empêcher la dessiccation. Nous avions préparé, avec l'aconitine cristallisée de M. Duquesnel, deux solutions à l'eau distillée additionnée de quelques gouttes d'acide azotique, l'une renfermant 1 milligr. par c. c. d'eau, l'autre dix fois moins forte, c'est-à-dire contenant 1/10 de milligr. par c. c. L'agent toxique a été introduit la plupart du temps par injection sous-cutanée. Pour les grenouilles, c'était toujours dans les grandes lacunes du dos ou de l'abdomen ; pour les mammifères, sous la peau des cuisses ou du dos. L'injection a été poussée dans la cavité péritonéale chez les lézards seulement. Pour les tritons seuls, nous nous sommes servi de l'absorption cutanée. Nous donnons ici les expériences qui nous ont paru les plus concluantes.

Expérience 1. — *Crabe commun.*

Samedi, 7 juin. Quelques gouttes de la solution à 1/10 de milligr. par 1ᶜᶜ d'eau sont injectées à la base d'une des grandes pattes, à 3 h. 15.

Bientôt après, contractions générales de toutes les pattes, et jeu de toutes les articulations. Grosses pinces fermées, difficiles à ouvrir. L'une d'elles se brise et se détache du corps spontanément. Retrait des pédoncules oculaires.

3 h. 25. Mouvements rapides des palpes labiaux. Les contractions désordonnées des pattes continuent. Allongement et raidissement de quelques-unes d'entre elles. Mouvements des derniers articles. Évacuation par l'anus. L'un des palpes s'abaisse, comme paralysé.

3 h. 30. Même agitation désordonnée et sans but des membres ; mêmes contractures ataxiques. De temps en temps un mouvement respiratoire. Cœur mis à nu bat très-vite. Un peu de bave sort par la bouche.

3 h. 45. Devenu à peu près immobile. Derniers articles des pattes remuent encore de temps en temps. Cœur bat toujours très-vite.

5 h. Mouvements du cœur persistent encore fort accélérés. On cesse de suivre l'expérience.

Expérience 2. — *Sauterelle.*

Mardi, 17 juin. A 1 h. 20, injection dans l'abdomen de quelques gouttes de la solution à 1/10 de milligr. par 1ᶜᶜ d'eau. Avant l'injection, il y avait 72 mouvements de l'abdomen à la minute. Dès qu'on touchait l'animal, qu'il fallait tenir renfermé dans un vase, il y avait des mouvements instantanés des grandes pattes pour se débarrasser de l'obstacle.

Au moment de l'injection, agitation, puis trois ou quatre sauts. Les mouvements de l'abdomen cessent immédiatement.

Elle marche constamment et cherche à grimper le long des parois du vase.

1 h. 25. Ne peut plus se tenir relevée le long du vase, et tombe au fond.

1 h. 30. Marche sans cesse, en faisant le tour du vase. Mouvements des pattes incertains et tremblotants. Les grandes pattes s'étendent à plusieurs reprises. En cherchant à se soulever, elle retombe brusquement à plat sur l'abdomen.

1 h. 32. Quand on la touche du bout d'une baguette de verre, elle fait un petit saut, puis retombe affaissée.

1 h. 35. Quelques mouvements lents de l'abdomen ; la grande patte gauche se lève tendue en l'air. Mise sur la table, elle marche lentement vers le bord, et tombe par terre comme une masse inerte. Mouvements réflexes conservés. Après cette chute, elle reste un instant immobile, puis se remet à marcher len-

4

tement, en remuant une patte l'une après l'autre, et en s'arrêtant de temps en temps pour se reposer.

1 h. 45. Elle a continué à marcher; mais depuis deux minutes elle est stationnaire. Faibles mouvements réflexes quand on la touche sur le dos. Le pincement des antennes provoque à plusieurs reprises des sauts perpendiculaires au sol. Quand elle retombe, une des grandes pattes reste en l'air et tremble.

2 h. Les périodes de repos sont devenues de plus en plus longues, et sauf quelques moments de marche elle reste immobile. Le pincement des antennes provoque de nouveau un saut; en retombant elle se renverse, les grandes pattes en l'air, et ne les abaisse qu'au bout d'une minute.

2 h. 10. L'animal, remis sur la table, se dirige encore vers le bord; mouvements de l'abdomen et des ailes pour sauter, mais sans pouvoir y parvenir.

2 h. 20. Elle réussit à se laisser tomber, mais reste fort longtemps immobile ensuite.

2 h. 50. S'est remise à marcher; mouvements lents et suivis de tremblement des membres; s'arrête bientôt.

5 h. Toujours même état; reste la plupart du temps en repos, et ne marche que de loin en loin.

Le lendemain à 8 h., la sauterelle paraît inerte, les membres contracturés. Quand on la touche, il y a encore quelques mouvements dans les derniers articles des pattes. Le pincement des antennes ne donne plus rien. Un courant induit appliqué à la base des grandes pattes les fait contracter fortement; elles se détachent brusquement.

Expérience 3. — *Anguille.*

A 2 h. 2., injection de 1/20 milligr. d'aconitine dans 1/2ᶜᶜ d'eau, sous l'abdomen d'une petite anguille fort vivante. Avant l'injection, elle reste immobile quand on ne la touche pas, respire 54 fois par minute en ouvrant à demi la bouche au moment où la gorge se dilate. L'injection n'est pas finie, qu'elle cherche à s'échapper. Mise dans un vase, elle se meut rapidement en se contournant en 8 de chiffre pendant trois minutes; puis se renverse le ventre en l'air, se relève ensuite à demi.

2 h. 5. 42 respirations, la bouche largement ouverte. Les mouvements de la bouche ne coïncident pas avec ceux de la gorge. Elle se sauve quand on la presse entre les mors d'une pince. Ecchymoses à l'endroit pincé. Elle se tient le corps contourné, les anguilles à l'état normal se plaçant en ligne droite ou en courbe régulière.

2 h. 10. Se tient sur le côté. 48 respirations laborieuses.

2 h. 14. Sensibilité diminuée; se meut à peine quand on la touche, se redresse seulement, puis retombe encore sur le côté.

2 h. 16. 26 respirations lentes et pénibles.

2 h. 17. La respiration s'arrête, avec la bouche ouverte; un fort pincement de la queue, suivi encore d'une ecchymose locale, ramène deux ou trois mouvements respiratoires. Le pincement de la tête provoque de brusques efforts de natation.

2 h. 23. Le cœur est mis à nu : 84 pulsations. La section de la peau a produit des mouvements de natation qui durent deux minutes ; elle retombe ensuite sur le côté ; petites convulsions brusques de la queue.

2 h. 30. Les mouvements du cœur sont tombés à 20 ; l'anguille est complétement insensible au pincement.

2 h. 42. Mouvements généraux spontanés ; elle se remet en station normale, agite la tête et les nageoires pectorales, ouvre la bouche. Le cœur bat lentement.

2 h. 50. Le cœur est arrêté, mais il se contracte quand on le touche. En faisant passer un courant induit le long du dos, on obtient les mouvements généraux, et on fait contourner le corps de l'animal.

3 h. 30. Le même courant ne donne plus que des mouvements bornés et locaux.

EXPÉRIENCE 4. — *Triton.*

Un petit triton est mis pendant quelques minutes, la queue trempée, dans une solution à 1/100 de milligr. par c. c. d'eau. Il est retiré à 3 h. 20.

Respiration rapide et saccadée, contorsions du corps et de la queue. Il cherche à se cacher sous les objets qui sont sur la table de travail. Il marche difficilement, ou plutôt il rampe.

3 h. 30. Raideur des membres. Convulsions; marche un instant de travers, puis s'arrête. Les arrêts deviennent de plus en plus longs et rapprochés.

3 h. 35. Immobile, se tord sur place. Respiration rapide et revenant par saccades, nulle par moments. Mouvements d'agitation des membres et de la queue. Le triton se cache dans un trou d'une plaque de liége, puis en ressort au bout d'une minute.

4 h. Immobile, remue seulement quand on le touche.

5 h. Il est trouvé mort, les membres contracturés.

EXPÉRIENCE 5. — *Rainette verte.*

A 2 h. 15, injection de 1/200 de milligr. dans 1/2^{cc} d'eau, à une rainette verte sous la peau du dos. La piqûre ne détermine aucune douleur, mais au moment où le liquide vient en contact avec les tissus, elle s'agite et cherche à s'échapper. Deux minutes après l'injection, les membres se rassemblent sous le ventre, les yeux s'agrandissent et sortent des orbites, la pupille se dilate; rainette immobile pendant un certain temps.

2 h. 20. Pupille contractée; mouvements des paupières; respiration rapide et saccadée. Elle saute, cherchant à s'échapper et à se cacher dans les recoins.

2 h. 21. Contracture des membres antérieurs.

2 h. 22. Contractions fibrillaires des muscles du ventre.

2 h. 30. Affaissement. Les membres remués lentement restent dans la position où on les met. Si on les pince, ils se contractent brusquement et fortement. Après le pincement de la peau du dos, survient un petit saut, non pas instantanément, mais quelques secondes plus tard. Quand on vient ainsi de faire apparaître des contractions, il faut attendre un moment avant de pouvoir en provoquer de nouvelles.

2 h. 40. En touchant un des membres antérieurs, on produit une élongation brusque du train postérieur.

2 h. 45. Le pincement d'une cuisse ne donne plus qu'un léger mouvement dans cette même cuisse. Une goutte d'acide acétique sur le nez donne un léger mouvement dans le train postérieur, et rien dans le train antérieur.

2 h. 46. En faisant passer un courant le long de la moelle, mouvements légers des quatre membres.

2 h. 50. Contractions fibrillaires des muscles des cuisses. La section du nerf sciatique ne les arrête pas. Un simple pincement les fait apparaître au lieu même qui est atteint.

3 h. Un courant le long de la moelle fait encore contracter la cuisse, dont le nerf a été respecté. L'excitation du bout périphérique du sciatique coupé provoque des contractions, tandis que le bout central n'en donne plus.

3 h. 10. L'excitation de la moelle ne produit plus rien. La bouche est ouverte. Le cœur, mis à nu, est arrêté en systole; le ventricule est vide et blanc; l'oreillette est pleine et noire de sang.

5 h. 30. Les nerfs ne sont plus excitables, les muscles se contractent encore.

EXPÉRIENCE 6. — *Grenouille verte.*

A 1 h. 20, injection de 1/200 de milligr. dans 1/2cc d'eau, sous la peau du dos d'une grenouille.

Au début, agitation provenant du contact de la substance avec les tissus.

1 h. 30. Sécrétion écumeuse par la peau. Les mouvements respiratoires sont devenus difficiles; il y a contraction de la poitrine. Le moindre mouvement

du vase occasionne des sauts ; les jambes se contractent en l'air, au lieu de frapper le sol.

1 h. 40. Le pincement produit des mouvements violents qui renversent l'animal sur le dos ; il reste quelques instants étendu les membres en l'air, puis se relève.

1 h. 48. Affaissement, membres postérieurs paralysés et raides. Les membres antérieurs remués doucement restent dans la position où on les met. La grenouille est abattue, la tête penchée, la gorge aplatie, les yeux fermés, les parois de la poitrine creusées ; elle ne sort de cet état que si on la pince, pour y retomber aussitôt. Quand on la met sur le dos, elle ne se redresse qu'au bout d'un moment.

1 h. 50. Quand on remue le vase, il y a contraction partielle des membres postérieurs.

2 h. Les contractions du cœur sont lentes et irrégulières.

2 h. 20. Affaissement de plus en plus grand. Le pincement détermine encore des soubresauts et des mouvements généraux. Les battements du cœur sont toujours lents.

2 h. 40. Le pincement des membres antérieurs produit des contractions dans tous les membres, tandis que le pincement des membres postérieurs ne donne de contractions que dans ces membres seuls, tantôt dans tous les deux, tantôt dans un seul.

3 h. 5. L'excitation électrique de la moelle amène de légères contractions dans les membres postérieurs ; il en est de même de l'excitation portée sur le trajet du sciatique. Les battements du cœur persistent encore, mais sont devenus plus rares. Le pincement du ventricule provoque 5 ou 6 contractions suivies.

3 h. 30. Le nerf sciatique, mis à nu, ne fait plus contracter les muscles. Ceux-ci, excités directement, se contractent bien. Le cœur bat toujours, mais ses battements sont de plus en plus rares et de plus en plus faibles.

4 h. Le cœur n'est pas encore complètement arrêté ; les muscles ne sont excitables que dans le train postérieur. Les muscles de la jambe se contractent bien ; ceux de la cuisse faiblement. Tissus des membres exsangues.

5 h. Cœur arrêté. Commencement de rigidité.

EXPÉRIENCE 7. — *Lézard gris.*

A 1 h. 5, injection de 1/200 de milligr. dans 1/2ᶜᶜ d'eau, dans la cavité péritonéale d'un petit lézard gris. Quatre minutes après l'injection, l'animal devient inquiet, la tête levée et penchée en arrière ; la respiration est rapide.

1 h. 8. L'aboiement d'un chien retenu dans la cour du laboratoire provoque

le tressaillement du corps et le mouvement des pattes. Le lézard se tient de côté, la tête toujours levée et les yeux fixes. De temps en temps, large dilatation de la poitrine.

1 h. 15. En courant, une des pattes de devant se ploie sous le corps; il ne peut grimper le long des parois du vase, et tombe à la renverse. La respiration est gênée, et les mouvements de la poitrine ne coïncident pas avec ceux de la gorge.

1 h. 17. Il marche lentement, inclinant son corps à droite et à gauche; il se renverse de nouveau en voulant grimper le long du vase. Les yeux se ferment.

1 h. 20. Le moindre contact provoque de violents mouvements.

1 h. 22. Il sort la langue, respire avec effort et relève la tête en l'air en l'appuyant au vase; mais la tête glisse lentement et s'abaisse. Agitation et mouvement de va-et-vient de la queue. Un des membres postérieurs se roidit en arrière le long du corps. Contorsions. Les mouvements de dilatation de la poitrine soulèvent toute la partie antérieure du corps ; il ouvre de temps en temps les yeux et les referme aussitôt, avec abaissement et relèvement brusque des paupières.

1 h. 28. Agitation pendant une ou deux secondes, suivie d'un affaissement plus considérable. Les yeux se referment. A l'état de repos, poitrine plus contractée qu'elle ne l'est naturellement. Elle se dilate ensuite avec effort. L'animal ouvre largement la bouche en se tordant.

1 h. 30. Les bruits du dehors, le roulement d'une charrette sur le pavé, par exemple, le sortent de son affaissement ; il s'agite un instant, puis s'arrête ; mais alors les membres ne se placent jamais comme ceux d'un animal qui garde son attitude normale : tantôt ils se portent parallèlement au corps, soit en avant, soit en arrière; tantôt ils s'étalent latéralement. L'animal reste alors immobile, et son ventre repose à plat sur le fond du vase.

1 h. 35. Il ouvre de nouveau largement la bouche à trois reprises, avec des contorsions du corps. Membres relâchés. Les yeux sont le plus souvent fermés, mais ils s'ouvrent chaque fois que l'animal remue, et un instant auparavant.

1. h. 37. Les bruits du dehors ont moins de prise sur lui. Les secousses imprimées au vase ne déterminent plus que de légers réflexes, et encore pas deux fois de suite. Des mouvements désordonnés et violents éclatent cependant au simple pincement de la peau.

1. h. 40. Contorsions. Cherche à marcher, mais a beaucoup de peine à changer de place. Il se renverse sur le dos en voulant se retourner. S'il parvient à marcher, il incline son corps à droite et à gauche, comme si ses pattes se dérobaient sous lui ; c'est plutôt une reptation au moyen de la queue.

1 h. 45. Tranquillité et affaissement complet.

1 h. 50. L'animal réagit lentement et au bout d'un certain temps quand on le pince , et le pincement d'une patte postérieure est moins efficace que celui d'une patte antérieure. Les membres restent dans la position où on les met. De temps en temps, respiration laborieuse ou convulsive. Incoordination des mouvements. Les membres ne se portent pas où veut l'animal.

2 h. 5. Immobile depuis dix minutes; ne remue que lorsqu'il est touché.

2. h. 10. Quelques mouvements respiratoires, convulsifs et rapides pendant un instant.

2. h. 25. S'agite, ouvre la bouche et respire brusquement , puis tombe dans l'immobilité pendant vingt minutes.

2. h. 45. Le pincement ne détermine que de légers mouvements. Mis sur le dos, il reste étendu, les membres étalés. Rares mouvements respiratoires.

2 h. 50. Mouvements convulsifs du membre antérieur gauche. Ouvre la bouche et la ferme lentement au bout d'un moment.

3. h. Mouvements de la queue, puis mouvements brusques des membres , quand on le touche avec la main, puis s'affaisse complétement et glisse comme un corps inerte.

3. h. 15. Cœur mis à nu se contracte rapidement. La section de la peau occasionne chez l'animal des mouvements réflexes qui n'arrivent que 30 secondes en retard.

4. h. Le cœur s'arrête ; nerfs et muscles excitables.

EXPÉRIENCE 8. — *Lézard vert.*

12 juin. A 3 h. 20, injection de 1/100 de milligr. dans 1ᶜᶜ d'eau, à un lézard vert de moyenne taille, dans la cavité péritonéale. Avant l'injection, il y avait 80 respirations par minute, revenant par saccades de 8 à 10, séparées par un petit temps d'arrêt. L'injection terminée, l'animal s'agite et devient inquiet; il lève la tête.

3 h. 25. Mouvements respiratoires rapides et continus , mais diminués d'amplitude.

3 h. 29. Il reste immobile, la respiration s'arrête un instant.

3 h. 32. Contractions spasmodiques des parois de la poitrine. Tressaillements. Les membres soutiennent le corps et sont dans leur attitude normale. Un mouvement respiratoire s'effectue en deux ou trois fois.

3 h. 40. L'animal reste immobile. Les mouvements respiratoires sont gênés et incomplets.

3 h. 42. Le simple contact d'une pince détermine des mouvements brusques pour fuir, puis la tête s'affaisse.

3 h. 46. Les membres ne soutiennent plus le corps, s'affaissent; on peut les changer doucement de place, sans que l'animal s'en aperçoive. Quelques mouvements respiratoires amples et lents.

3 h. 48. En pinçant l'un des membres extérieurs, l'animal fuit; quand il s'arrête, il y a des convulsions rapides dans le membre pincé.

4 h. 54. Après chaque agitation, provoquée, on observe ou non, des mouvements désordonnés dans les membres, qui semblent ne pas vouloir s'arrêter à la volonté de l'animal. Une certaine fatigue suit chaque période d'agitation.

3 h. 57. Respiration difficile; la tête obéit aux mouvements de la poitrine. Il ouvre la bouche, d'où sort un peu d'écume.

4 h. 7. Mouvements de contorsion du corps et des membres.

4 h. 20. Mouvements devenus plus difficiles; il se traîne en marchant. Les yeux, restés ouverts jusque-là, se ferment. La bouche s'ouvre et reste ouverte.

4 h. 30. Le pincement provoque une agitation désordonnée des membres. L'animal n'a plus de mouvements spontanés. Quelques respirations lentes et incomplètes.

4 h. 33. Mouvements des pattes antérieures. Le pincement des pattes antérieures provoque une agitation plus rapide et plus forte que celui des pattes postérieures.

4 h. 35. Mouvements successifs des deux paires de membres, à commencer par les membres antérieurs. Les membres de chaque paire se meuvent en même temps.

4 h. 38. Pattes postérieures piquées ne se meuvent que trente secondes après. Ce sont des mouvements de va-et-vient. En piquant la patte antérieure, on a instantanément des mouvements dans cette patte; puis, quelques secondes après, des mouvements généraux.

4 h. 43. Membres roides et étendus. Quelques rares respirations.

4 h. 44. Le lézard ne peut plus marcher, il rampe au moyen de la queue.

4 h. 45. Ouvre la gueule.

4 h. 50. Mouvements généraux du corps et des membres accompagnés de quelques respirations.

5 h. La piqûre de la patte antérieure droite provoque des mouvements de reptation. Le cœur, mis à découvert, donne un nombre infini de petites contractions, pas assez fortes pour chasser tout le sang.

5 h. 10. Le pincement des membres provoque encore des mouvements, et le lézard se retourne sur le dos; suivent quelques mouvements respiratoires. Les membres roidis se relâchent.

5 h. 20. Le pincement des membres ne donne plus rien, le pincement du nez donne encore des mouvements sur place.

5 h. 25. Plus de réaction au pincement du nez. Le cœur bat toujours très-vite. On observe de loin en loin d'abord des mouvements respiratoires.

5 h. 30. En coupant la peau du dos qui isole le courant, et en le portant le long de la moelle, on obtient de violentes contractions des membres.

5 h. 40. L'excitation de la moelle ne donne plus rien dans la partie postérieure, tandisqu'elle donne quelques légers mouvements des membres de devant à la partie antérieure, avec quelques mouvements respiratoires. Nerf sciatique très-excitable.

6 h. Nerf sciatique encore excitable.

7 h. 30. Les nerfs ne font plus contracter les muscles, qui réagissent eux-mêmes faiblement. Le cœur est presque arrêté.

EXPÉRIENCE 9. — Moineau.

18 juin. A 1 h. 30, injection de 1/40 de milligr. dans 1/4^{cc} d'eau, sous la peau de la poitrine. Avant l'injection, 66 respirations à la minute.

Cris, agitation, marche précipitée en ligne droite.

1 h. 32. Étend les ailes et ne peut plus se soutenir. Il tombe en cherchant à marcher.

1 h. 35. Les respirations sont montées à 102. Mouvements convulsifs des ailes et des pattes.

Raidissement des pattes. Ouvre le bec et fait des efforts pour respirer. Un liquide noirâtre sort par la bouche.

1 h. 36. Relâchement des membres, et mort.

Le cœur, mis immédiatement à découvert, bat encore bien; 156 contractions. Poumons rouges, muscles excitables.

1 h. 45. Arrêt du ventricule; oreillette se contracte toujours.

Le liquide noir venait de l'œsophage.

EXPÉRIENCE 10. — Pigeon.

16 juin. A 1 h. 52, injection de 1/10 de milligr. dans 1^{cc} d'eau, sous la peau de l'aile. Au bout de dix minutes, aucun symptôme ne s'est encore produit; la solution dont on s'est servi, ayant été exposée à l'air pendant plusieurs jours, est jugée défectueuse.

2 h. 5. Nouvelle injection de 1/4 de milligr. dans 1/4^{cc} d'eau d'une solution bien bouchée.

2 h. 8. Les ailes tombent. Le pigeon ne se tient plus sur ses pattes; il marche

5

en titubant, puis tombe de côté, les membres roidis. Il ouvre le bec et laisse sortir un liquide blanc jaunâtre filant. Efforts pour dégurgiter; mort à 2 h. 10. Le cœur, ouvert immédiatement, ne se contracte plus ; mais les oreillettes sont encore animées de petits mouvements. Les muscles de l'aile sont excitables; le liquide filant vient du poumon, car la trachée en renferme encore. Le cœur est rempli de sang, de même que les vaisseaux veineux des muscles de l'aile, dont la section d nne lieu à une forte hémorrhagie.

Expérience 11. — Lapin.

12 juillet. A 1 h. 9, injection de 1/2 milligr. sous la peau du dos d'un lapin.

Agitation; se promène et saute comme s'il était poursuivi. Pupilles paraissent dilatées. Il cherche à se cacher dans les coins.

1 h. 13. Respiration accélérée, pupilles dilatées et vaisseaux de l'oreille injectés.

1 h. 15. Nausées ; mâchonnements; se passe une patte sur le nez. Évacuation de fèces.

1 h. 17. Râles, tremblements généraux ; mouvements brusques quand on le touche.

1 h. 18. Pupilles contractées. Contractions tétaniques au moindre contact.

1 h. 20. Respiration arrêtée. Tremblements des côtes et frémissements musculaires. Les yeux sont hors des orbites. Pupilles contractées ; vaisseaux de l'oreille rétractés. Yeux larmoyants ; pupilles se contractent de plus en plus et deviennent fort petites. Membres postérieures roidis. Émission d'urine.

L'autopsie, faite à 1 h. 25, montre un cœur animé de tremblotements, des poumons un peu rétractés et rouges. Le sang afflue dans les cavités centrales. Bouche et tissus exsangues. Pupilles restent contractées. Rigidité complète à 2 h.

Expérience 12. — Rat.

15 juin. A 2 h. 13, injection de 1/20 milligr. dans 1/2 cc d'eau, sous la peau du dos d'un rat. Avant l'expérience, il y avait 45 respirations.

Quand l'injection est terminée, cris et agitation ; puis se tient immobile dans un angle du vase qui le renferme.

2 h. 18. Respiration accélérée, marche embarrassée, comme en état d'ivresse.

2 h. 22. 68 respirations.

2 h. 26. Tremblement général ; mouvements rapides du nez.

2 h. 30. Cris plaintifs et sourds.

2 h. 34. 76 respirations faibles. Animal tranquille, se traînant péniblement le long des parois du vase. Ferme les yeux.

2 h. 36. Hoquets et expiration forte et bruyante.

2 h. 45. Expiration saccadée.

2 h. 50. Respiration encore saccadée et marche très-embarrassée.

3 h. 5. S'agite aux bruits venus du dehors. Cris étouffés.

3 h. 7. Tremblements, hoquets et efforts pour vomir.

3 h. 10. Mouvements convulsifs des oreilles.

3 h. 26. Il est obligé de s'appuyer aux parois du vase, pour ne pas tomber sur le côté. 66 respirations.

3 h. 30. Ramasse ses pattes sous lui. Tremblements, respiration laborieuse. Lève de temps en temps la tête en l'air.

3 h. 45. Hochements de tête et tremblements. Ne peut plus se soutenir.

4 h. 10. Même état. Convulsions légères.

4 h. 15. Mouvement de recul.

4 h. 40. Animal se renverse sur le côté.

5 h. État d'abattement complet; il veut faire quelques efforts pour marcher, et se renverse sur le dos. Immobile la plupart de temps.

6 h. Mort. Cœur arrêté en diastole, rempli de sang noir. Poumons rétractés.

EXPÉRIENCE 13. — *Cochon d'Inde.*

13 juin. A 1 h. 45, injection de 1/20 de milligr. dans 1/2ᶜᶜ d'eau, sous la peau du dos d'un jeune cochon d'Inde, offrant 80 respirations et 184 pulsations à la minute.

Au moment de l'injection, l'animal crie et se démène, puis il va se cacher en gémissant. Il ne peut rester en place et marche en tremblant; cherche toujours les coins.

1 h. 53. Le cœur bat très-vite ; 212 pulsations à la minute, senties à travers les parois de l'abdomen. Respiration fort accélérée. Mouvements convulsifs des pattes postérieures, quand on le touche avec les mains.

1 h. 57. Constamment en mouvement; marche un peu embarrassée.

1 h. 59. Secousses brusques ; animal se traîne, le train postérieur restant inactif; puis la patte postérieure droite s'étend et devient roide. Les battements du cœur sont très-rapides, mais à peine appréciables à travers les parois de la poitrine.

2 h. Nausées; tressaillements brusques aux bruits venus du dehors. Écume à la bouche; violents efforts pour vomir; l'animal se passe à deux ou trois reprises une patte sur le nez. La respiration est accompagnée de *râles bruyants*,

Les battements du cœur deviennent trop rapides pour être comptés. Ils sont très-faibles.

2 h. 3. Hoquet ; gorge semble remplie d'écume ; hochement de tête.

2 h. 5. Mouvements respiratoires saccadés. Trismus. Animal cherche à se débarrasser la bouche avec une patte. Il reste affaissé sur le sol, les deux jambes postérieures d'un côté, les deux jambes de devant de l'autre. Il est encore sensible aux pincements, soit des membres, soit des oreilles. Convulsions légères.

2 h. 7. Mouvements convulsifs et roidissement des pattes postérieures, qui se retournent en l'air par-dessus le dos. Ample dilatation de la poitrine, suivie de quelques respirations convulsives. Contractions fibrillaires des parois de l'abdomen.

2 h. 9. Affaissement du corps et relâchement assez brusque de tous les muscles. Respiration ne revenant plus que par de rares saccades. Abondante émission d'urine.

2 h. 10. Les battements du cœur ne se sentent plus à travers la poitrine ; cependant le cœur, mis à découvert, est encore animé de contractions rapides du ventricule comme de l'oreillette. Ces contractions sont impuissantes à le vider.

Les poumons sont contractés et rouges.

2 h. 20. Arrêt du ventricule. L'oreillette continue à être animée de mouvements faibles, ressemblant plutôt à des frémissements. Le nerf sciatique gauche excité fait contracter les muscles de la jambe.

2 h. 28. Le nerf sciatique n'est plus excitable ; les muscles directement excités se contractent encore, mais faiblement. Légers mouvements des oreillettes qui finissent par s'arrêter tout à fait.

3 h. Rigidité des membres. Foie congestionné ; le cœur et les gros vaisseaux sont gorgés d'un sang noir. Muscles des pattes et de la bouche exsangues. Un peu d'écume dans les bronches.

Expérience 14. — Chat.

10 juin. A 9 h. 16, injection de 1/2 milligr. sous la peau du dos d'un petit chat. Quand on le pique avec la canule, il ne dit rien ; mais dès qu'on pousse l'injection, il crie très-fort et se démène.

9 h. 19. Le chat marche à reculons ; cris aigus et plaintifs ; il se couche ; battements du cœur précipités.

9 h. 20. Jambes postérieures étendues et paralysées, puis à demi-contracturées ; membres antérieurs droits se plient sous l'animal. Efforts pour respirer. Respiration sifflante ; bouche ouverte.

9 h. 22. Affaissé et couché sur le côté. Le cœur bat fort vite.

9 h. 33. Mouvements respiratoires spasmodiques et tremblement de tous les membres. Trismus.

9 h. 24. Mort.

La poitrine est immédiatement ouverte. Arrêt du ventricule ; légers mouvements des oreillettes. Poumons ratatinés. Cœur gorgé de sang. Le nerf sciatique droit isolé fait encore contracter les muscles, mais faiblement. Ceux-ci se contractent bien à l'excitation directe. Écume dans la bouche et la trachée.

EXPÉRIENCE 15. — Chien.

2 juin. A 1 h. 28, injection de 1 milligr. à un chien de moyenne taille, sous la peau de la cuisse gauche. Avant l'injection, il y a 100 battements du cœur et 32 respirations.

1 h. 35. L'animal est triste, mal à l'aise; il cherche à se coucher, puis s'assied sur son train postérieur.

1 h. 43. Ouvre la gueule et étire les membres postérieurs à plusieurs reprises. Cherche à se cacher dans les coins du laboratoire.

1 h. 55. 112 battements du cœur, petits et irréguliers ; 7 respirations larges, profondes, à expirations lentes, entremêlées de petites respirations saccadées. Écume sort de la bouche. Il chancelle et marche comme en état d'ivresse. Sensibilité émoussée ; pupille dilatée.

2 h. 5. Sort la langue et fait de grands efforts pour respirer.

2 h. 10. Battements du cœur et mouvements respiratoires accélérés. Raidissement de tout le corps. Efforts se terminant par des soupirs. La pupille se contracte au soleil.

2 h. 12. 100 respirations petites ; pas de grandes. Se couche sur le côté, la tête étendue sur le sol. Râles bruyants. Quand on l'appelle, il se relève et marche péniblement en titubant. Contorsions du cou.

2 h. 30. Ouvre la gueule en se tordant, se renverse sur le dos. Convulsions. Mouvements isolés d'une patte de devant ; vomissements ; cherche avec ses pattes à se débarrasser la gueule. Nouveaux vomissements.

2 h. 40. Vomissements répétés. Cœur bat très-vite : 130 pulsations. Respiration saccadée. Rejet d'excréments ; violentes contractions abdominales et vomiturition d'écume ; l'animal se tient debout, les jambes roidies, celles de devant rapprochées. Sensible à un fort pincement des oreilles ; entend quand on lui parle.

3 h. 20. Émission d'urine ; respiration toujours saccadée et rapide. Cœur à 112 pulsations ; vomissement d'écume ; se tient mieux sur ses pattes et marche

mieux; respire comme s'il venait de fournir une longue course; sensibilité affaiblie, mais non abolie; 108 pulsations, 72 respirations.

7 h. 78 pulsations irrégulières et petites; 22 respirations irrégulières; l'animal est dans un grand état de prostration.

Le lendemain matin à 8 h., le chien est retrouvé en bon état, comme il était avant l'empoisonnement.

3 juin. A 1 h. 3, injection de 2 milligr. d'aconitine sous la peau de la cuisse du même chien.

L'injection terminée, le chien parcourt le laboratoire, ouvre la gueule, et recherche les coins.

1 h. 5. Malaise; une écume baveuse sort de la bouche.

1 h. 18. Urine abondante, écume à la bouche; peut à peine marcher. Mouvements désordonnés des pattes. Essaie de suivre quand on l'appelle. Véritable ataxie avec raidissement des membres.

10 h. 20. Sensibilité conservée, mais diminuée. Une des pattes antérieures ne peut être fléchie. Respiration lente, irrégulière, saccadée par moment; 72 pulsations, 78 petites respirations. Mouvements désordonnés des membres et de tout le corps. Violents efforts pour respirer et pour dilater la poitrine. Il tombe et ne peut plus se relever.

1 h. 27. Mort; trémulations convulsives dans les membres postérieurs. En ouvrant la poitrine, on trouve le cœur arrêté; il y a encore des mouvements dans les oreillettes. Poumons petits, rétractés et pâles. Vessie distendue. Muscles de la vie de relation se contractent fortement. Les mouvements de l'intestin n'existent plus, mais on peut faire apparaître ceux de l'estomac. Estomac rempli d'écume verdâtre. Pupille reste dilatée.

2 h. 30. Muscles volontaires et involontaires se contractent sous l'influence d'un courant induit.

3 h. 15. Rigidité cadavérique dans les membres postérieurs.

Expérience 16. — *Chauve-Souris.*

4 juillet. A 1 h. 7, injection de 1/10 de milligr. sous la peau du dos.

L'injection terminée, cris et mouvements des ailes.

1 h. 10. Au moindre pincement, l'animal, qui est méchant, ouvre la gueule pour se défendre.

1 h. 13. Quand on le touche, il étend les ailes et les pattes, et ne les abaisse qu'un instant après.

1 h. 15. Il se tord, contracture des membres.

1 h. 20. Sensibilité presque abolie, affaissement des membres. Le pincement ramène quelques mouvements respiratoires. L'animal paraît mort; le cœur, mis à nu, se contracte rapidement.

1 h. 40. Le cœur continue à battre et ne s'arrête qu'au bout d'un moment.

Expérience 17.

15 juin. Injection de 1/500 de milligr. dans 1/2^{cc} d'eau sous la peau du dos d'une grenouille à 2 heures de l'après-midi.

Trois minutes après l'injection, agitation et bonds répétés dans le vase qui la retient. Étend les membres postérieurs comme pour nager.

Ample dilatation de la poitrine suivie d'un rétrécissement s'effectuant par saccades.

Respiration accélérée.

2 h. 30. Grenouille tranquille.

2 h. 44. Pupille rétrécie.

3 h. 20. Grenouille toujours tranquille, pupille dilatée et yeux hors des orbites; se redresse brusquement à 3 h. 21.

3 h. 25. Mouvements d'agitation, sécrétion écumeuse de la peau; respiration plus rare.

3 h. 30. Agitation, pupille très-dilatée.

4 h. 10. Grenouille encore agitée, respiration normale.

4 h. 30. Excitabilité augmentée: quand on pince un membre, mouvement brusque de retrait.

5 h. Elle semble se remettre; elle a rempli le vase d'écume.

Le lendemain, la grenouille est trouvée dans le même état qu'avant l'injection.

Expérience 18.

10 juin. A 2 heures, injection de 1/100 de milligr. dans 1^{cc} d'eau, sous la peau du dos d'une grenouille.

2 h. 10. Sécrétion abondante d'écume ; mouvements brusques, agitation ; ouvre largement la bouche; amplitude plus grande et diminution des mouvements respiratoires. Convulsion des pattes en cherchant à sauter.

2 h. 25. Affaissement; les pattes restent dans la position où on les met. Respiration rare, diminution de la sensibilité. Un fort pincement est nécessaire pour amener des convulsions.

2 h. 50. État d'affaissement complet; grenouille inerte; mouvements fibrillaires des muscles à la suite d'une contraction.

3 h. 10. Le cœur, découvert, bat très-vite, 168 petites pulsations; il est presque en diastole.

3 h. 30. Plus d'action réflexe à l'excitation tactile et chimique de la peau.

3 h. 45. Le cœur bat encore faiblement; il est rempli de sang noir. Le nerf sciatique mis à découvert est peu excitable, mais les muscles excités directement se contractent bien.

5 h. 15. Les muscles sont faiblement contractiles; le cœur n'est pas encore complétement arrêté; quand on le touche, il se vide complétement.

EXPÉRIENCE 19.

8 juin. A 2 h. 9, injection de 1/20 de milligr. dans 1ᶜᶜ d'eau, sous la peau du dos d'une grenouille, après avoir mis le cœur à découvert et constaté 53 battements à la minute.

2 h. 10. Mouvements généraux; grenouille se tord ; respiration saccadée; le cœur bat un peu plus vite.

2 h. 13. Les mouvements respiratoires, suspendus un instant, reviennent bientôt et concordent avec les mouvements généraux.

2 h. 15. 72 battements du cœur, forts. Poitrine affaissée. Mouvements violents quand on touche ou pince l'animal.

2 h. 18. La poitrine se dilate fortement et fait sortir le cœur par l'ouverture du thorax; elle revient ensuite sur elle-même au bout de 30 secondes entraînant le cœur à sa suite. Suivent quelques mouvements respiratoires; elle ouvre la gueule à plusieurs reprises.

2 h. 21. Convulsions générales par deux fois ; tremblements fibrillaires des muscles de l'abdomen et des cuisses . 64 pulsations faibles et irrégulières.

2. h. 30. Alternance d'affaissement et d'agitation; les yeux sont fermés et enfoncés dans les orbites, dans le premier cas; ils s'ouvrent et sortent en dehors un instant avant que l'animal ne remue. Elle fait de petits [sauts et retombe lourdement; elle retire la patte quand on la pince.

2 h. 35. Contracture des membres antérieurs, contracture de l'extrémité de la patte postérieure gauche ; essaie en vain de sauter; quand on la met sur le dos ; attend un moment avant de se retourner.

2 h. 40. Contractions fibrillaires dans les muscles des membres.

2 h. 45. Le pincement, quelque prolongé qu'il soit, ne donne qu'une seule secousse.

2 h. 55. Affaissement complet ; batttements du cœur toujours faibles et de plus en plus lents.

3 h. 10. L'excitation du nerf sciatique par la pile donne de violentes contractions musculaires; vaisseaux de la cuisse contractés. On cesse de suivre l'expérience.

EXPÉRIENCE 20.

8 juin. A 8 h. 25, injection de 1/40 de milligr. d'aconitine sous la peau du dos d'une grenouille, après avoir lié la patte postérieure droite et isolé le nerf sciatique.

Phénomènes ordinaires du début de l'empoisonnement: agitation, mouvements brusques et désordonnés, troubles de la respiration, contracture et relâchement des membres.

8 h. 40. Affaissement plus grand; de temps en temps, secousses brusques suivies d'un abattement plus complet. Le pincement des pattes antérieures produit des mouvements dans les deux pattes postérieures. Il faut un certain temps avant qu'un nouvelle excitation reproduise le même effet. Mais les mouvements ne se passent pas plus dans le membre sain que dans le membre empoisonné. Le pincement de la patte empoisonnée ne donne rien ou donne de légères contractions dans les deux pattes postérieures.

8 h. 57. La grenouille exécute quelques mouvements respiratoires et se renverse sur le côté. Convulsions générales; l'animal, soulevé par une patte de devant, contracte tous ses membres, puis les étend de nouveau. Le pincement ne donne plus rien, pas plus le pincement de la patte préservée que celui des autres.

9 h. 5. L'excitation du tronc du sciatique empoisonné provoque, en même temps que la contraction du membre, quelques légers mouvements des paupières; il en est de même du tronc du sciatique sain, dont les contractions du membre sont seulement plus fortes. L'excitation de la moelle donne des mouvements dans tous les membres.

9 h. 10. Le cœur mis à nu bat rapidement, mais faiblement.

9 h. 44. Tous les réflexes ont disparu; le nerf empoisonné fait encore contracter les muscles de la jambe; à plus forte raison le nerf sain.

10 h. Le nerf sciatique empoisonné ne donne qu'une faible contraction musculaire, tandis que le nerf sain provoque de violents mouvements.

EXPÉRIENCE 21.

10 juin. A 3 h. 20, injection de 1/10 de milligr. dans 1^{cc} d'eau, sous la peau de l'abdomen d'une grenouille, après avoir isolé tout le train postérieur par un lien serré appliqué au-dessus de la racine des membres, de manière à laisser en dehors les deux faisceaux sciatiques.

6

Mouvements convulsifs dans le vase qui la retient; soubresauts. Yeux sortis des orbites et pupilles dilatées: branches de l'aorte au-dessus du lien gonflées de sang. Mouvements respiratoires saccadés ; réaction brusque quand on la pince. Elle se renverse sur le dos avec agitation convulsive des membres, puis se relève brusquement. Membres antérieurs contracturés. Avant l'injection, la grenouille était dans un état de tranquillité relative.

3 h. 25. Affaissement ; en pinçant fortement un des membres antérieurs, tous se contractent, ceux de derrière plus fortement que ceux de devant, comme cela est normal chez la grenouille. Le pincement d'un membre postérieur est suivi d'une contraction faible dans le membre antérieur du côté opposé.

3 h. 30. Le pincement du nez amène des mouvements faibles de la partie antérieure du corps et dans le train postérieur. Mise sur le dos, elle agite les pattes postérieures et une de devant. En pinçant de nouveau le nez, on obtient la contraction des deux membres d'un même côté. Il faut toujours un certain intervalle de temps entre deux excitations, sans quoi aucun mouvement n'apparaît.

3 h. 35. Le pincement d'une des pattes postérieures demeure sans effet sur l'autre ; les nerfs sciatiques, excités par le pincement ou le courant induit, donnent de violentes contractions dans la jambe correspondante et pas du tout dans le reste du corps. L'excitation de la partie antérieure de la moelle donne encore de légers mouvements de la tête et des membres antérieurs. Le pincement du nez ne provoque plus que le mouvement des paupières.

3 h. 39. Le cœur, mis à nu, se contracte lentement ; il est plein de sang.

3 h. 50. Nerf sciatique toujours excitable ; le cœur est arrêté.

Expérience 22.

10 juin. A 1 h. 8, injection de 1/2 milligr. dans 1/2cc d'eau, à une grenouille, après avoir mis un lien à travers le corps, les nerfs sciatiques isolés et en dehors, de façon à ce que le train postérieur soit préservé du poison. L'injection est faite sous la peau du ventre, afin que le liquide ne sorte pas par l'orifice de la section. Au début, agitation, sauts désordonnés et répétés, puis contracture des membres antérieurs et troubles de la respiration.

1 h. 15. Animal tranquille depuis dix minutes. A la suite du pincement d'un membre antérieur, contractions dans les trois autres. Un second pincement n'amène de contractions que dans les membres postérieurs.

1 h. 20. Les membres antérieurs, pincés de nouveau, réagissent à peine. Membres postérieurs, pincés aussi, ne donnent que de légers mouvements se passant d'abord dans les deux membres, puis dans celui-là seul qui est pincé.

1 h. 28. Tous les mouvements réflexes sont abolis. L'excitation de la moelle par un courant induit fait mouvoir les quatre membres. A une seconde excitation, une minute après, les pattes antérieures restent immobiles.

1 h. 34. Mouvements convulsifs spontanés des cuisses et du dos, ressemblant à un tremblement musculaire.

1 h. 40. L'excitation de la moelle ne donne plus lieu qu'à des contractions fibrillaires dans les cuisses. Membres antérieurs roidis. Nerfs et muscles excitables. Le train postérieur non empoisonné se contracte à la moindre excitation.

1 h. 45. Cœur mis à nu ne bat plus. Il est arrêté en systole ; on peut encore faire contracter l'oreillette par le pincement.

EXPÉRIENCE 23.

13 juin. A 3 h. 25, injection de 2 milligr. dans 2cc d'eau, sous la peau du dos d'une grenouille , le cœur ayant été mis à découvert avant l'expérience, et donnant 68 pulsations. Après l'injection, la grenouille s'est affaissée tout à coup, et a fermé les yeux; les mâchoires se sont contracturées avec force, et les poumons, dilatés, ont refoulé le cœur à travers l'ouverture du thorax. Sauts brusques et contractions tétaniques. Cinq et dix minutes après l'injection, le cœur battait régulièrement, mais plus vite.

3 h. 52. 42 battements du cœur, qui a continué à battre après quelques arrêts momentanés de 30 secondes à peine. Contractions fibrillaires des cuisses. Moelle excitable.

4 h. 5. Mouvements du cœur se ralentissent. Convulsions. La grenouille relève la tête à plusieurs reprises.

4 h. 15. 22 battements faibles du cœur. Le ventricule se contracte à peine, les oreillettes mieux.

4 h. 45. Contractions fibrillaires de tous les muscles; le nerf n'est plus excitable; les muscles le sont encore.

4 h. 50. Le cœur s'arrête en diastole; pincé, il se contracte bien. Les oreillettes ne s'arrêtent que quelques minutes plus tard.

EXPÉRIENCE 24.

4 juillet. Deux grenouilles à peu près de même grosseur sont placées de façon que chacune d'elles ait une patte plongée jusqu'à mi-jambe, l'une dans une solution contenant 2 milligr. d'aconitine dans 10 centigr. d'eau, l'autre un mélange de 2 milligr. d'aconitine, de chloroforme et d'alcool ; l'expérience com-

mence à 1 h. 40. Au bout d'une minute et demie, la grenouille placée dans la solution chloroformique ne respire plus ; la gorge est aplatie, les battements du cœur, visibles à travers les parois de la poitrine, sont forts , mais lents. L'autre grenouille a une respiration large et rapide au même moment.

1 h. 46. La grenouille simplement aconitinée présente des convulsions et des mouvements de la patte qui pend dans le liquide; l'autre grenouille est immobile.

1 h. 50. Respiration pénible et agitation des pattes postérieures, chez la grenouille simplement aconitinée.

1 h. 54. La grenouille placée dans la solution chloroformique offre des mouvements dans les doigts des membres fixés. Le cœur bat moins vite chez elle que chez l'autre.

2 h. 15. La grenouille chloroformisée semble morte; les nerfs sciatiques, mis à découvert, sont encore excitables. Par contre, mouvements désordonnés et violents, dans l'autre grenouille, qui vit jusqu'à 3 heures et demie.

Expérience 25.

6 juillet. A 1 h. 30, injection, sur la peau du dos d'une grenouille, d'un mélange contenant 1/100 de milligr. de strychnine et 1/10 de milligr. d'aconitine. Après l'injection, agitation et secousses dans les membres fixés sur une plaque de liége.

1 h. 34. Arrêt de la respiration, contractions fibrillaires dans les muscles des parois de l'abdomen et des membres antérieurs. Grande excitabilité.

1 h. 40. Membres relâchés, mais dès qu'on les touche ils se contractent convulsivement. Le pincement détermine des mouvements généraux. Contractions fibrillaires dans les cuisses. Pas de mouvements spontanés. Le moindre ébranlement suffit à faire roidir les pattes postérieures de l'animal.

2 h. Nerfs moteurs non excitables ; le cœur bat.

Expérience 26.

6 juillet. Sur une grenouille, on met à nu l'artère et le nerf de la jambe gauche, et on sectionne tous les tissus mous sur une longueur de 1 centimètre, après avoir préalablement mis un lien du côté du tronc, laissant l'artère et le nerf en dehors. De cette façon, le sang continue d'arriver dans le membre, mais le retour par les veines n'a plus lieu. On met alors au contact de la membrane artérielle quelques cristaux d'azotate d'aconitine que l'on humecte de temps en temps avec une solution aconitinée très-faible. Il est 3 h.; la sensibilité dans les deux membres postérieurs est parfaite.

Au bout de dix minutes, l'animal n'a pas paru souffrir; il est resté immobile, les yeux brillants; la patte préparée est insensible aux pincements et aux acides, tandis que l'autre patte est restée dans le même état. Les nerfs moteurs sont encore excitables. L'excitation du tronc sciatique amène aussi des mouvements généraux.

3 h. 15. Ni mouvements désordonnés ni affaissement ; les nerfs moteurs ne sont plus que faiblement excitables.

3 h. 20. L'excitation du sciatique ne donne plus. de contractions dans la patte préparée, mais il provoque de violents mouvements généraux. Les muscles excités directement se contractent encore.

EXPÉRIENCE 27.

25 juillet. J'ai essayé l'expérience suivante, qui ne m'a pas bien réussi, faute de grenouilles assez vives et assez sensibles.

On prend une grenouille assez grosse, et on prépare rapidement les deux pattes postérieures, de manière à isoler le nerf et l'artère de la cuisse sur une longueur de 1 centim. On met ensuite un lien à la racine des membres préparés, de façon à laisser en dehors le nerf et l'artère isolés ; on coupe ensuite les veines, afin de ne pas congestionner le membre.

On met alors au contact des parois de l'artère d'un des membres, en s'assurant que la circulation continue dans la membrane interdigitale, des cristaux d'aconitine. De cette façon, une des jambes seule reçoit du poison. En comparant la sensibilité des deux membres mis à peu près dans le même état par les manœuvres opératoires, on peut s'assurer de l'action de l'aconitine sur les nerfs.

Il m'a semblé que la jambe empoisonnée perdait assez rapidement sa sensibilité; mais, je le répète, l'état des grenouilles m'empêche d'être affirmatif.

EXPÉRIENCE 28.

8 juillet. Injection de 1/10 de milligr. d'aconitine sous la peau du dos d'une grenouille, après avoir mis le cœur à nu, et compté 66 battements à 1 h. 21.

1 h. 25. 70 battements, moins amples.

1 h. 30. 42 battements, lents.

1 h. 33. 54 battements, brusques et séparés.

1 h. 35. 52 battements.

1 h. 40. 49 battements. Le sang afflue en grande quantité au cœur.

1 h. 45. 27 battements des ventricules, et 54 des oreillettes. Il y a deux contractions de l'oreillette pour une du ventricule.

1 h. 50. Le cœur reste quarante secondes arrêté en diastole, puis se remet

lentement à battre; 6 battements. Il faut 8 contractions de l'oreillette pour que le ventricule complétement plein se contracte à son tour.

2 h. De loin en loin une contraction complète, quand le cœur est plein. Le cœur piqué se contracte toujours.

2 h. 30. Ventricule complétement arrêté en diastole; l'oreillette se contracte encore.

EXPÉRIENCE 29.

12 juillet. J'ai préparé dans des verres de montre trois solutions, l'une d'eau simplement saline, comme l'avait fait M. Aschscharumow, l'autre faiblement aconitinée, 2/10 de milligr. pour 2ᶜᶜ d'eau saline, et l'autre contenant 2 milligr. d'aconitine pour la même quantité d'eau.

J'ai placé à peu près au même moment, dans chaque verre de montre, un cœur arraché à des grenouilles sensiblement de même taille.

Les trois cœurs ont continué à battre pendant dix minutes, sans différences sensibles entre eux. Quand ils se sont arrêtés, ils étaient encore excitables au pincement.

La première chose à noter, c'est l'existence de deux phases bien distinctes dans la marche des phénomènes toxiques. D'abord, les contractions incohérentes, les troubles et désordres musculaires dominent la scène. Plus tard, au contraire, survient un relâchement complet des muscles ; l'animal s'affaisse et semble privé de vie ; pourtant le cœur continue à battre, et des mouvements, soit spontanés, soit provoqués, peuvent venir de temps en temps animer un corps inerte. Au début, cet empoisonnement ressemble assez à celui de la strychnine, tandis qu'à la fin il rappelle plutôt celui qu'a décrit M. Claude Bernard, à propos du curare. Ce double caractère de l'aconitine s'observe bien chez les animaux à circulation lente, et chez les jeunes des mammifères et des oiseaux. La constatation comparative en est surtout facile et frappante chez la grenouille.

Les effets primordiaux, les prodromes pour ainsi dire de l'empoisonnement, sont une irritation locale et une agitation folle causée par le contact de la substance toxique avec les tissus. Tant qu'on ne fait qu'introduire la canule d'une seringue sous la peau, l'animal ne remue pas ; dès qu'on pousse l'injection, il se démène violemment, crie et cherche à se défendre ou à s'échapper ; rendu libre, il part avec rapidité, sans savoir où il va.

Si c'est un mammifère, il court dans le laboratoire, s'arrêtant de temps en temps pour lécher l'endroit blessé, et reprenant aussitôt sa course animée ; il continue ses cris et cherche à se cacher. Si c'est un petit animal, il s'agite sur place dans le vase qui le retient, et flaire les moyens d'en sortir; les grenouilles exécutent des bonds répétés ; les anguilles tournent sur elles-mêmes en 8 de chiffre. Des oiseaux prennent leur vol et se sauvent en ligne droite ; puis arrive un état d'étonnement et de malaise. Les chiens et les chats vont se coucher dans les recoins ; mais bientôt, ne se trouvant pas bien, ils se lèvent pour aller se nicher ailleurs, où ils ne sont pas mieux. Les grenouilles et les lézards se cachent sous les objets qui sont sur la table, ou occupent les angles du vase où ils sont emprisonnés. De petits tritons empoisonnés, mis dans un bocal avec une éponge mouillée, passent et repassent à travers les trous de l'éponge, tant il est vrai que ces détails d'*habitus*, qui semblent futiles, se retrouvent chez les êtres les plus éloignés.

La véritable période de début ne commence qu'au bout de deux ou trois minutes. C'est alors, en première ligne, la longue série des troubles de la motilité, sous les formes les plus variées et aux degrés les plus divers, s'observant successivement et se remplaçant sur le même animal, sans ordre aucun. — Faiblesse et torpeur des membres : L'animal ne remue pas et reste immobile ; il semble qu'il lui soit pénible de se mouvoir, état qui contraste avec son animation de tout à l'heure ; quelquefois il s'arrête court au milieu de sa course, comme si ses membres refusaient d'obéir et de marcher ; il a les jambes coupées, pour me servir d'une expression familière, ou bien ses pas deviennent incertains, lourds, de plus en plus lents, malgré ses efforts visibles pour mettre en action une puissance qui se dérobe ; il tremble et est obligé de s'appuyer aux murs, aux parois du vase ou aux objets qui sont à sa portée, afin de ne pas se laisser choir; parfois il s'assied sur le train postérieur, qui est toujours le premier atteint, ou bien se couche sur le flanc, pelotonné sur lui-même, ou les membres étendus et relâchés. — Paralysies : La démarche peut être embarrassée, titubante, comme si l'animal était en état d'ivresse, à chaque déplacement de membres, le corps incliné à droite et à gauche, comme s'il cher-

chait son centre de gravité ; parfois les membres s'écartent, et le corps
s'affaisse. Les oiseaux, par exemple, tombent la tête en avant; parfois
l'un des membres s'arrête en l'air au milieu d'un mouvement commencé,
ou refuse de se lever; le plus souvent le train postérieur est paralysé le
premier, et l'animal marche encore en traînant ses pattes de derrière; la
paralysie peut être bornée à l'un des membres ou à une portion de membre, ou plus ou moins généralisée; elle peut être passagère, ou persistant
plus ou moins longtemps en tout ou en partie. — Désordres, incoordination et substitution de mouvements volontaires : Ces désordres ont lieu
tantôt dans les membres d'un seul côté, tantôt dans un seul train, tantôt
dans les extrémités seules des membres, tantôt dans tous les muscles à
la fois ; l'animal recule lorsqu'il veut avancer; ses pattes s'allongent lorsqu'il veut les plier; un membre se porte de côté, au lieu de se porter en
avant ou en arrière, et réciproquement; les pattes de devant se rapprochent
et s'entre-croisent même, surtout chez les chiens; enfin, certains mouvements se substituent à ceux voulus par l'animal; d'autres sont diminués ou
exagérés ; d'autres encore arrivent avant leur tour ou font défaut ;
tous les signes, en un mot, d'une véritable *ataxie locomotrice*.— Convulsions
spasmodiques ou tétaniques : Phénomène assez rare, mais pouvant se
montrer; elles sont passagères et de faible intensité; trismus, par exemple. — Contractures partielles ou générales et raidissement des membres :
Les contractures s'observent chez les crabes et les grenouilles, le raidissement chez les chiens, les cochons d'Inde ; ces derniers ont même leurs
pattes postérieures qui se retournent en l'air. Ce ne sont pas tant en effet
les convulsions qui dominent ici, comme dans le tétanos, comme dans
l'empoisonnement par la strychnine, mais plutôt un mélange d'actions
musculaires disparates, une vraie folie musculaire, comme disait Bouillaud
à propos de l'ataxie locomotrice.

J'insiste sur cette série importante de phénomènes, parce qu'ils ont été
négligés, et que c'est faute d'en tenir un juste compte qu'on a donné une
fausse interprétation de l'empoisonnement par l'aconitine.

Suivant les doses et l'état des sujets en expérience, ces phénomènes
sont de durée plus ou moins longue et d'observation plus ou moins facile.

Les doses employées par les divers expérimentateurs ont toujours été très-fortes, et la rapidité avec laquelle marche alors l'empoisonnement ne permet pas de leur accorder l'attention nécessaire. Les animaux anémiés par le jeûne ne sont pas favorables non plus au développement proportionné des phénomènes en question.

Les troubles de la respiration, signalés par tous les auteurs et regardés comme un des principaux groupes de phénomènes que produit l'aconitine, ne tardent pas non plus à se montrer; mais ils sont loin de constituer une phase particulière de l'empoisonnement. Ils ont lieu concurremment avec les troubles de la motilité et ne sont qu'un cas particulier de l'anarchie musculaire générale. C'est la part que prennent les muscles de la poitrine à la révolte commune. Chez les grenouilles, la respiration s'arrête tout d'abord, mais on sait de quelle sensibilité sont ces animaux à ce sujet : lour respiration cutanée les met à l'abri de l'asphyxie ; il suffit quelquefois de les retourner un instant sur le dos pour voir les mouvements respiratoires diminuer de nombre et même s'arrêter tout à fait. Du reste, même chez elles, de rares et brusques dilatations de la poitrine rappellent de temps en temps que cette fonction n'est pas complétement abolie, et le pincement de la peau amène souvent le jeu momentané des muscles de la poitrine, tout comme celui des muscles des autres régions. Chez les mammifères, la respiration persiste, accélérée et convulsive, spasmodique, saccadée au début, plus tard lente, laborieuse et irrégulière, accompagnée de râles, de soupirs comme ceux qui suivent les grands efforts faits pour dilater la poitrine; enfin, celle-ci s'arrête, contracturée ou paralysée. Chez les animaux supérieurs, la mort arrive à ce moment-là par asphyxie, et l'empoisonnement ne dépasse pas sa première période.

Que se passe-t-il, pendant ce temps, du côté du cœur? Ces brusques et rapides jeux de muscles, ces embarras pulmonaires suffiraient, à eux seuls, à modifier la circulation, mais c'est là une simple cause d'aggravation ; le poison n'a pas plus tôt pénétré dans l'organisme que les battements du cœur augmentent, pour diminuer bientôt et augmenter de nouveau, et cela à diverses reprises. Chez les chiens et les chats, ils continuent leur marche ascendante jusqu'à la fin, où ils deviennent tellement précipités et rapides

7

qu'on peut, à peine les compter ; mais il semble qu'ils perdent en force et en ampleur ce qu'ils gagnent en nombre. Au début, les battements sont en effet forts, brusques ; ensuite ils deviennent de plus en plus petits, filiformes et inappréciables à travers les parois de la poitrine. Chez les animaux à sang froid, le cœur y met moins d'emportement, il est moins vite à bout de forces, mais il exagère et modifie toujours son rhythme.

Pendant ce temps aussi, il y a des nausées, des hoquets, des haut-le-cœur, des vomissements de matières alimentaires ou d'écume verdâtre, de liquide filant; des évacuations d'urine et de selles; des hypersécrétions des reins, des glandes muqueuses de l'estomac, de la bouche ; des contractions et des dilatations de la pupille, etc., etc., comme si le système musculaire de la vie organique et le système glandulaire se mettaient à l'unisson du système musculaire de la vie de relation, et faisaient cause commune avec lui. Chez les grenouilles, la sécrétion écumeuse des glandes de la peau n'a pas le temps d'apparaître, si l'on donne de fortes doses ; à faibles doses, au contraire, elle est si abondante qu'elle remplit le bocal qui les contient. De même pour les chiens, qui vomissent l'écume à flots.

La sensibilité est d'abord exagérée, puis diminuée ; le moindre mouvement, les bruits du dehors, une charrette qui passe dans la rue, des chiens qui aboient, l'ouverture d'une porte, suffisent quelquefois pour provoquer des mouvements et des accès convulsifs. Ensuite on est obligé d'employer de forts pincements, des acides énergiques, pour obtenir des contractions. Les actions réflexes, violentes au début, deviennent paresseuses et lentes, ce qui est la conséquence obligée de l'état de la sensibilité, ou bien une autre phase de l'état de la moelle.

Tous ces symptômes se mêlent, s'entre-croisent, sans s'appeler les uns les autres ; suivant les circonstances, il y a prédominance d'un groupe ou d'un autre. Ils constituent une première période de l'empoisonnement qu'on pourrait appeler période de *contracture et d'action générale*.

On pourrait aussi appeler période de *détente* la seconde partie de l'empoisonnement qui se passe chez les mammifères et oiseaux jeunes, et chez les animaux inférieurs, quand l'arrêt de la respiration n'empêche pas le fonctionnement du cœur. Il survient alors une résolution générale de tous les muscles. Les animaux s'affaissent et n'ont plus d'attitude ; ils occupent toute espèce de positions ; les membres, pourvu qu'on les touche doucement, restent dans la place où on les met. Le corps n'obéit plus qu'aux lois de la pesanteur, toute tonicité musculaire ayant disparu. Une grenouille observée ainsi, à cinq minutes de distance, passe du paroxysme le plus aigu à l'adynamie la plus grande.

Il ne faudrait pas croire cependant que ce changement d'état se fasse inopinément et sans transition aucune. Les efforts musculaires diminuent peu à peu d'intensité; des moments de repos et d'affaissement de plus en plus longs séparent les secousses et les spasmes, et deviennent ainsi l'état dominant. De temps en temps un brusque retour ramène des mouvements de plus en plus limités et qui finissent par s'épuiser par leur exercice même. Alors le calme est rétabli, l'immobilité est complète, si des causes excitatrices ne viennent pas réveiller ce qui reste d'une telle débauche de forces.

Ces causes peuvent être de deux sortes : volontaires ou provoquées. Il n'est pas rare de voir un animal essayer spontanément des mouvements qui ont un but déterminé, soit la marche, soit le saut, et ne pouvoir parvenir à partir de place. Quelquefois il réussit à faire un pas, mais cet effort désespéré l'épuise tellement qu'il est obligé d'attendre un certain temps avant de recommencer ses essais ; finalement il perd tout empire sur son propre corps. L'excitation mécanique, chimique ou galvanique de la peau peut déterminer aussi l'emploi des dernières forces ; mais, comme pour l'action de la volonté, la fatigue et l'impuissance augmentent à chaque effort qu'il fait, et il faut à l'organisme toujours plus de temps pour récupérer la force dépensée. Les pincements répétés finissent par demeurer sans effet; les mouvements provoqués cessent même avant les mouvements volontaires, ou considérés comme tels.

La respiration, quoique arrêtée, peut encore réapparaître ; l'excitation peut amener, avec les autres mouvements réflexes, deux ou trois dilatations de la poitrine.

Généralement chez les grenouilles, celle-ci est affaissée et creusée de chaque côté d'une sorte de cavité, fait déjà signalé par Hottot et Liégeois, et que nous pouvons rapporter à la rétraction du poumon.

Le cœur, qui battait très-vite pendant la première période, bat maintenant très-lentement. Le ventricule devient paresseux, il attend d'être complètement rempli de sang pour se vider, comme s'il ne voulait pas faire de travail inutile. L'oreillette bat deux fois, huit fois plus vite que lui. Enfin, il s'arrête en diastole, rarement en systole ; un sang noir afflue dans le cœur et les gros vaisseaux ; le foie est fortement congestionné, le poumon aussi, comme s'il y avait *asystolie*. Par contre, les tissus des extrémités et les muqueuses sont pâles, exsangues, les vaisseaux périphériques affaissés.

La sensibilité diminue peu à peu et disparaît d'abord dans le train postérieur, puis dans le train antérieur, et dans la tête en dernier lieu. Les actions réflexes, dont la constatation est intimement liée à la sensibilité, disparaissent en même temps, comme le prouvent les expériences faites en liant de façon à le préserver du poison, soit un membre seul, soit tout le train postérieur, après avoir isolé les nerfs. Jamais l'excitation d'une extrémité empoisonnée n'a amené de réflexes dans les parties saines ; jamais non plus l'excitation d'une extrémité préservée n'a amené de réflexes, soit dans cette extrémité, soit dans les autres parties du corps, quand les réflexes inconditionnels et la sensibilité étaient abolis ailleurs.

Lorsque le pincement ou une goutte d'acide ne pouvait plus rien produire, la galvanisation seule d'un tronc nerveux, du sciatique par exemple, amenait encore quelques mouvements généraux. Toujours aussi, après l'arrêt des actions réflexes, les nerfs moteurs ont été trouvés excitables. Ainsi, on pouvait, comme nous venons de le dire, provoquer quelques mouvements généraux par la galvanisation du sciatique, si l'on s'y prenait à temps ; ensuite, sous l'influence du même courant, ce même nerf ne faisait plus contracter que les muscles de sa dépendance. Cette excitabilité allait ensuite en s'affaiblissant, mais ne disparaissait qu'au bout de dix et vingt minutes, suivant les doses administrées. Excités directement, les muscles ne semblaient pas empoisonnés.

Enfin, on pourrait ajouter une troisième phase de l'empoisonnement, ou période de *mort musculaire*, pendant laquelle les muscles eux-mêmes, qui considérés isolément se contractaient bien, sont atteints et meurent. On observe alors ces contractions fibrillaires caractéristiques, sur lesquelles nous reviendrons, qui se remarquent surtout sur les muscles qui viennent d'agir, et qui sont pour ces muscles un signe d'affaiblissement et de mort. Le cœur, s'il ne l'avait fait déjà, cesse tout à fait de battre, et la rigidité cadavérique ne tarde pas à arriver.

C'est en envisageant seulement les changements survenus dans le fonctionnement du système musculaire, que nous avons appelé les trois phases de l'empoisonnement par l'aconitine : période de contracture, période de détente, et période de mort musculaire ; mais ce n'est pas avec la pensée d'accorder à ces phénomènes plus d'importance qu'aux autres, et surtout de vouloir faire de l'aconitine un poison musculaire. Il se passe, du côté du système nerveux, des phénomènes bien plus importants qui tiennent même tous les autres sous leur dépendance. Mais, avant d'en venir à rechercher, par l'examen critique des résultats de nos expériences, quelles peuvent bien être ces modifications apportées dans le fonctionnement du système nerveux, modifications invisibles que le raisonnement seul peut mettre au rang des faits positifs, il y a un point de doute à lever et des objections à écarter.

Des expériences contradictoires et négatives des nôtres ont été publiées. Il est bon de s'en occuper, avant d'arriver à la discussion des théories auxquelles elles ont donné lieu, et auxquelles elles servent de fondement.

C'est d'abord M. Leven, qui prétend qu'un oiseau aconitiné meurt sans convulsions, tranquillement, comme dans l'empoisonnement par la vératrine et la digitaline, à la dose de 1/10 de milligr. Il a même répété son expérience sur un cochon d'Inde, devant la Société de biologie[1]. Une foule de circonstances peuvent avoir modifié l'empoisonnement. L'oiseau et le cochon d'Inde pouvaient être en état d'anémie, ce qui expliquerait l'ab-

[1] Séance du 2 juillet 1870, Gazette médicale de Paris.

sence ou le peu d'importance des contractions musculaires. Du reste, à ces expériences isolées il nous sera permis d'opposer celles de Hottot et Liégeois, qui, quoique n'ayant pas été faites avec l'aconitine complétement pure, méritent d'entrer en ligne de compte : elles indiquent toujours des troubles musculaires ; celles de Gréhant, de Rabuteau, les signalent également; enfin, nous ne les avons jamais vus manquer.

C'est ensuite eñ ce qui concerne l'action de l'aconitine sur le cœur et sur les nerfs moteurs, que nos expériences sont en désaccord avec celles de divers observateurs. M. Aschscharumow prétend que l'aconitine peut arrêter d'abord le cœur. M. Gréhant dit aussi qu'à la dose de 1 milligr., qui est une dose très-forte pour un tel poison et pour une grenouille, le cœur s'arrête empoisonné le premier, avant d'avoir pu envoyer le poison dans les diverses parties du corps.

Nous avons répété à diverses reprises l'expérience de M. Gréhant; nous y avons regardé à plusieurs fois avant de contredire un observateur aussi distingué, mais jamais nous n'avons vu le cœur s'arrêter au début de l'empoisonnement, dans les dix premières minutes. A fortes doses, à 1 ou 2 milligr. pour la grenouille, l'empoisonnement est rapide; le cœur, accéléré un instant, se ralentit rapidement, donne de faibles pulsations et meurt (Exp. 23). Mais il est toujours le dernier à s'éteindre ; la respiration, les mouvements réflexes ont déjà cessé quand il s'arrête ; les nerfs moteurs peuvent être encore faiblement excitables, mais ce n'est pas pour long-temps; et les contractions fibrillaires, qui sont un signe de mort des mus-cles, et non un commencement d'excitation, se montrent sur tout le corps. Si les muscles eux-mêmes meurent, il n'y a pas de raison pour que le cœur n'en fasse pas autant, lui qui est le premier à portée de recevoir l'action du poison. Des cœurs arrachés et mis dans des solutions d'aconi-tine n'ont pas paru en ressentir les effets (Exp. 29).

Quant à l'action de l'aconitine sur les nerfs moteurs, M. Gréhant a dit, dans le récit de ses expériences, et depuis il a répété chaque fois qu'il a eu l'occasion de parler de ce poison, qu'il paralysait les nerfs moteurs, qu'il agissait comme le curare. M. Aschscharumow avait fait déjà la même remarque. L'aconitine paralyse les nerfs moteurs, cela est vrai ;

mais cette paralysie, qu'on voudrait rendre principale, n'est ici que secon-
daire et n'arrive que fort tard vers la fin de l'empoisonnement. Toujours
l'excitabilité des nerfs moteurs a survécu plus ou moins longtemps à la
sensibilité et aux actions réflexes, et jamais, un membre ayant été préservé
de l'action du poison, le pincement des autres n'a pu y amener des mouvements, quand ces autres étaient eux-mêmes paralysés. C'est une question de subordination de phénomènes que nous ne faisons que constater
pour le moment. L'aconitine n'a pas d'action primitive et élective sur les
nerfs moteurs, puisqu'elle atteint auparavant la sensibilité, les actions
réflexes et les mouvements volontaires. C'est ce qu'avaient déjà vu
MM. Hottot et Liégeois, dont le travail consciencieux a été considéré comme
non avenu par tous ceux qui ont parlé récemment de l'action de l'aconitine. Somme toute, ce travail est capital; ces excellents observateurs, quoique en opérant avec des substances impures, avaient exactement indiqué
les principaux phénomènes de cet empoisonnement.

Il y a, d'un autre côté, une question qui a beaucoup d'importance dans
ces sortes d'expériences, et qui en a bien davantage encore au point de
vue thérapeutique, ou de l'utilisation des poisons comme médicaments :
c'est la question des doses. Un poison agit-il toujours de la même façon, à
haute comme à faible dose, et ses effets ne diffèrent-ils seulement que
d'intensité ? Est-ce la même marche et la même subordination de phénomènes ? M. Gréhant, s'appuyant sur son expérience de l'arrêt prétendu du
cœur par l'injection de l'aconitine à haute dose, semble croire que non, et il
rejette sur la différence des doses la différence des résultats obtenus et les
contradictions des auteurs à ce sujet. On comprend tout l'intérêt pratique
qui s'attache à cette question. Voici, à ce sujet, ce que les faits ont donné.

Nous avons fait sur des grenouilles une série d'expériences échelonnées
entre les doses de 1/500 de milligr. et 2 milligr. Au début, nous agissions
avec des doses relativement fortes, 1/4, 1/10, 1/20 de milligr., comme l'a-
vaient déjà fait MM. Gréhant et Leven. Nous essayâmes successivement
1/40, 1/50, 1/100, 1/200 de milligr., et toujours nous obtenions la mort de
l'animal en quelques heures ; enfin, à 1/500 de milligr. la grenouille intoxiquée

survécut. D'un autre côté, un de nos chiens, dont nous rapportons l'expérience, reçut sous la peau de l'aine 1 milligr. d'aconitine, et ne mourut pas; le lendemain il fut tué en huit minutes avec 2 milligr. de la même solution injectés au même endroit. Nous croyons que la première fois une partie du liquide se perdit, car, depuis, 1 milligr. au plus a toujours suffi pour tuer les chiens de n'importe quelle taille, quand l'injection a été faite avec précaution. Quoi qu'il en soit, nous avons mis cet insuccès à profit.

Avec 1/500 de milligr., la grenouille a subi à peu près tous les symptômes de l'empoisonnement dans le même ordre, mais extrêmement diminués de force. Elle commença d'abord par sécréter de l'écume ; la respiration fut embarrassée et troublée, quoique jamais arrêtée ; les mouvements faibles , lourds ou nuls, excepté au pincement, qui provoquait des mouvements plus brusques qu'à l'ordinaire. Deux ou trois heures après l'injection, tous les accidents semblaient avoir disparu, et la grenouille revenue à l'état normal; on remarquait seulement des mouvements plus accentués. Le lendemain, elle était un peu plus abattue. Le chien qui se remit éprouva des symptômes tels, que nous espérions le trouver mort d'heure en heure. Pendant deux heures, il avait rempli le laboratoire de bave et d'urine.

A 1/200 de milligr., l'empoisonnement d'une grenouille est lent ; il dure trois à quatre heures, mais il se termine sûrement par la mort ; c'est la meilleure dose pour observer l'empoisonnement de ces animaux ; on peut voir (Exp. 6) l'exposé détaillé des symptômes. A 1/100 de milligr., l'empoisonnement est plus rapide, mais il conserve les mêmes caractères. Il en est ainsi jusqu'à 1/40 de milligr. Déjà, à cette dose, il y a exagération de certains phénomènes; il y a des convulsions, des contractions brusques d'apparence spontanée, des troubles intenses de la respiration qui n'étaient que passagers à des doses moindres. A 1/10 de milligr., il y a des contractions instantanées, la respiration s'arrête bientôt, le moindre mouvement communiqué tourmente l'animal au plus haut point ; des contractions fibrillaires envahissent la surface du corps; le cœur lui-même ne bat plus longtemps. Il faut agir avec rapidité et savoir d'avance ce que l'on veut constater, pour ne pas faire fausse route. La mort arrive en dix minutes.

Averti et déjà éclairé par l'observation d'un empoisonnement plus lent, l'expérimentateur attentif remarquera aisément les mêmes phases, la même marche, les mêmes rapports de phénomènes, mais tout cela modifié, masqué ; c'est, pour ainsi dire, une image en réduction, confuse par la multiplicité des détails et la saillie du trait, qu'il faut voir à distance et agrandie. Passé cette dose, il semble qu'il y ait chez l'animal un état de saturation toxique : 1/4 de milligr., 1 milligr., 2 milligr, 5 milligr., ne produisent pas plus d'effet que 1/10 de milligr. Il y a arrêt dans la condensation des phénomènes. Ainsi donc, l'empoisonnement par l'aconitine est un, mais varié. Il y a une dose passé laquelle le poison n'agit plus en raison directe de sa quantité, et un niveau toxique qu'il ne dépasse pas. On n'est donc pas fondé à mettre sur le compte des doses des résultats absolument contradictoires.

Il y a cependant une circonstance qui paraît avoir plus d'influence sur la marche de l'empoisonnement : c'est l'état de l'animal en expérience. M. Claude Bernard a montré combien les doses mortelles étaient variables, suivant que l'animal était en plus ou moins bon état ; nous avons fait les mêmes remarques. En outre, les phénomènes de l'empoisonnement sont fort modifiés. Ainsi, chez un animal qui était resté quelques jours renfermé dans le laboratoire, qui avait été enlevé depuis un certain temps à sa vie ordinaire, anémié par conséquent, les convulsions et les troubles musculaires disparaissaient presque, et il entrait tout de suite dans la période de résolution. Nous avons observé ces modifications sur des grenouilles, des pigeons et des rats.

Maintenant que nous connaissons l'ensemble et la relation des symptômes de l'empoisonnement par l'aconitine, ainsi que les circonstances qui les peuvent modifier, demandons-nous à quelles causes directes ou secondes ils se rapportent. Les recherches antérieures, les travaux de Hottot et Liégeois surtout, ont indiqué depuis longtemps le système nerveux comme foyer d'origine des désordres de la respiration et de la motilité. Mais, tandis que certains physiologistes faisaient agir ce poison sur les centres nerveux, et en particulier sur le bulbe et la moelle épinière, d'autres n'admettaient son action que sur les nerfs moteurs périphériques, et en faisaient un agent très-voisin du curare : tous croyaient à une action paralysante directe. Enfin, M. Leven dit qu'elle paralyse les centres en même temps qu'elle détruit la contractilité musculaire. Donc trois opinions : c'est un poison qui paralyse le système nerveux central ; c'est un poison qui paralyse le système nerveux moteur périphérique ; ou bien un poison qui atteint le système nerveux central et le système musculaire tout à la fois.

Éliminons d'abord l'idée d'un poison musculaire. M. Leven n'a fait aucune expérience directe à l'appui de cette partie de son opinion ; il cite seulement l'absence de convulsions. Injectée dans certaines proportions avec de la strychnine, l'aconitine peut même contre-balancer l'influence si puissante de cette dernière et faire périr l'animal sans mouvements convulsifs.

Nous avons vu ce qu'il faut penser de l'absence de convulsions dans l'empoisonnement par l'aconitine seule. Réunie à la strychnine, elle ne modifie pas du tout les effets de cette dernière (Exp. 24). Mais l'absence de convulsions fût-elle démontrée, qu'elle ne serait pas forcément pour cela un poison musculaire ; elle pourrait paralyser la moelle ou les nerfs moteurs. L'aconitine agit certainement sur les muscles; elle les tue vers la fin de l'empoisonnement, après avoir tué le système nerveux : c'est une question de subordination de phénomènes. Les muscles sont encore excitables quand les actions réflexes sont abolies et quand les nerfs moteurs n'agissent plus. D'ailleurs, si c'était un poison musculaire, le cœur devrait être le premier atteint et arrêté, et nous l'avons toujours vu fonctionner assez longtemps. Du reste, non content de faire de l'aconitine un poison musculaire, M. Leven[1] en fait en même temps un poison de la moelle ; il semble pour lui que la séparation ne soit pas faite entre l'excitabilité des centres nerveux et les nerfs d'un côté, et des muscles de l'autre. Ainsi, il prétend qu'en détruisant la partie inférieure de la moelle chez une grenouille, il

---

[1] Gazette médicale, Société de biologie. août 1871.

empêche l'empoisonnement des muscles; qu'en sectionnant les sciatiques, il n'empoisonne que le train antérieur.

Passons à une théorie plus sérieuse. Pour MM. Aschscharumow et Gréhant, l'aconitine serait un agent très-voisin du curare qui paralyserait spécialement les nerfs moteurs, et en tout cas débuterait par eux. La critique que nous avons faite des expériences sur lesquelles ces auteurs appuient leur opinion nous dispense d'insister de nouveau : c'est encore une question de subordination de phénomènes. Les nerfs moteurs ne perdent leur excitabilité qu'après la disparition des actions réflexes ; ils fonctionnent encore quand la moelle ne fonctionne plus. Ils meurent immédiatement avant les muscles, c'est-à-dire à leur tour naturel, comme dans toute mort ordinaire, comme dans la décapitation, dans l'asphyxie. Nous n'avons donc point affaire à un poison paralyso-moteur.

M. Gréhant avait cependant établi une différence entre l'aconitine et le curare. A haute dose, le cœur s'arrête, les muscles sont rapidement le siége de contractions fibrillaires, et les nerfs moteurs restent excitables. Pour concilier ces résultats avec l'idée d'un poison agissant sur les nerfs moteurs, il suppose qu'à cette dose élevée le poison a agi directement sur les ganglions moteurs du cœur, qui s'est bientôt arrêté et qui n'a pas eu le temps d'infester tout l'organisme d'une quantité de poison suffisante pour paralyser les nerfs moteurs, assez cependant pour provoquer ces contractions fibrillaires qui sont, suivant lui, le fait d'une légère excitation précédant toute paralysie. Nous avons vu que l'expérience spéciale de M. Gréhant n'était que l'expérience ordinaire, celle qu'on observe chaque fois qu'on injecte une quantité de poison capable de faire périr rapidement un animal, avec cette différence toutefois que le cœur ne s'arrête pas aussi vite que le croit M. Gréhant. L'aconitine n'a pas plus d'action spéciale sur les ganglions moteurs du cœur que sur les nerfs moteurs des autres muscles.

Il faut en revenir, en cela comme en beaucoup d'autres points, à l'opinion de Liégeois, reprise depuis en leur nom personnel par MM. Bœhm et Wartmann, à savoir : que l'aconitine agit en premier lieu sur le système nerveux central et la moelle ; non pas en paralysant sans préambule ces centres, comme tous ces auteurs l'ont admis, mais en les excitant tout d'abord; la paralysie survient ensuite, d'autant plus promptement que l'excitation a été plus forte.

Tout se passe, en effet, comme si l'aconitine augmentait d'abord les propriétés de la moelle, exaltant son fonctionnement en certains points et à certains moments. Cela ressort avec évidence de l'ensemble des symptômes de la première période. Ce ne serait pas une hyperesthésie générale, régulière et soutenue, mais une exaltation partielle, variable de points, et saccadée. L'analogie frappante que nous avons déjà signalée entre cette période et l'ataxie locomotrice est une autre preuve de l'action centrale excito-motrice du poison. Les troubles pulmonaires et cardiaques ne peuvent venir aussi que d'une action analogue sur le bulbe.

Dans la seconde période, survient progressivement la paralysie à peu près complète de ces mêmes centres. La sensibilité tactile est abolie, et il faut employer de forts pincements pour faire réagir l'animal. Les réflexes ordinaires et normaux disparaissent; la respiration devient volontaire, puis se perd tout à fait quand cesse la volonté; l'attitude de l'animal, qui est aussi un réflexe, n'existe plus, et il s'affaisse. En tout cas, les modifications de la moelle précèdent, dominent ici les modifications des nerfs moteurs et des muscles, puisque, lorsque la moelle est tuée, il reste encore des nerfs moteurs et des muscles qui fonctionnent.

Loin d'être un antagoniste de la strychnine, ce poison agit au début en hyperesthésiant la moelle. C'est un adjuvant, au lieu d'être un correctif (Exp. 25). On ne peut donc pas contre-balancer l'influence de l'une par l'influence de l'autre; on ne peut que précipiter l'empoisonnement par une injection simultanée de strychnine et d'aconitine; c'est, à peu de chose près, comme si l'on augmentait la dose de l'un des deux poisons.

Enfin, l'action de l'aconitine est en tout comparable aux effets produits par l'intoxication des sels d'argent, et se rapporte, comme eux, à une excitation du système nerveux de la vie animale et de celui de la vie organique. Même marche de l'empoisonnement, mêmes symptômes se retrouvant jusque dans les plus petits détails, tels que les râles particuliers des cochons d'Inde. Voici ce que dit M. le professeur Ch. Rouget, dans son

Mémoire sur l'action physiologique des sels d'argent : « Les premiers troubles qui apparaissent et ne manquent jamais sont ceux des mouvements volontaires sous les formes variées que nous avons indiquées : faiblesse musculaire, paralysie, convulsions, contracture. Dans toutes ces formes, les nerfs conservent leur excitabilité ; les muscles restent contractiles, sous l'influence des nerfs et de l'électricité ; les mouvements réflexes ne disparaissent eux-mêmes qu'après l'arrêt définitif de la respiration : la sensibilité se manifestant par des mouvements réflexes, l'excito-motricité, la neurilité et la contractilité étant conservées, les désordres qui se manifestent dans les mouvements volontaires se trouvent, par exclusion, rapportés aux centres nerveux eux-mêmes, qui président à ces mouvements. Les troubles de la respiration s'expliqueront tout aussi naturellement par une action toxique et directe sur les centres respiratoires du bulbe, qui tient sous sa dépendance, non-seulement les nerfs rachidiens des muscles respirateurs externes, mais aussi les nerfs des muscles bronchiques, par les pneumogastriques[1].»

M. Rouget va même plus loin. Pour lui, le curare, la strychnine, les sels d'argent, ont au début une action commune sur la moelle, ils exaltent ses propriétés. Par la suite, s'établissent les différences secondaires que l'on connaît entre ces divers poisons.

On sait que M. Cl. Bernard a émis des idées tout autres sur la physiologie des poisons. « *L'action toxique s'exerce sur les parties périphériques du système nerveux, et non sur les parties centrales.* » C'est ainsi qu'il formule une proposition déjà admise par J. Morgan et Addison, et qu'il regarde comme fondamentale [2]. Le chloroforme agirait sur les filets sensibles en les paralysant, tout en respectant les nerfs moteurs ; le curare, au contraire, paralyserait les nerfs moteurs, tout en respectant les nerfs sensitifs. La strychnine, elle aussi, au lieu d'agir sur la moelle, agirait sur les nerfs sensitifs et leur terminaison, mais cette fois en les excitant, contrairement au chloroforme ; la moelle ne ferait que réfléchir ces excitations en les

---

[1] Archives de physiologie normale et pathologique, juillet 1873, pag. 553.
[2] Leçons sur les substances toxiques et médicamenteuses, pag. 328.

concentrant, pour les transmettre ensuite par les nerfs qui se rendent aux muscles ; elle ne serait pas productrice du tétanos strychnique, mais simplement complice.

Les recherches postérieures n'ont pas confirmé cette analyse des phénomènes toxiques, qui, à force d'être poussée loin, en arrivait à heurter les données les plus certaines sur le fonctionnement du système nerveux. Déjà MM. Buisson et Martin-Magron avaient rendu à la moelle le rôle qui lui appartient dans la production des phénomènes strychniques, et nous n'aurions pas insisté davantage si, à propos des communications de M. Leven sur l'aconitine, à la *Société de biologie*, cette même théorie n'avait pas été invoquée comme un dogme essentiel. « On admet les effets de paralysie sur les nerfs d'abord, dit M. Vulpian, sans nier absolument l'action des poisons sur la moelle. » « Que cette action sur la moelle soit réelle, ajoute M. Laborde, je n'en doute pas, mais nous devons aussi admettre que tels poisons agissent plus particulièrement et primitivement sur les nerfs sensitifs, le chloroforme par exemple [1]. » La théorie de M. Gréhant elle-même semblait empreinte des mêmes préoccupations.

Dans cet ordre d'idées, nous avons recherché si l'aconitine avait une action périphérique plutôt que centrale. Nous savons que les nerfs moteurs ne sont pas spécialement affectés par le poison. Pour voir ensuite si l'aconitine avait une action élective sur les nerfs sensitifs, ou comment elle se comportait vis-à-vis d'eux, nous avons fait l'Expérience 26, empruntée, sauf quelques modifications, à Hottot et Liégeois [2], et qui consiste à faire absorber par les parois de l'artère d'un membre, de l'aconitine après avoir préalablement empêché le retour du sang et intercepté la circulation veineuse par la section de la veine et même des tissus mous sur une certaine étendue, de façon que les extrémités nerveuses seules soient empoisonnées. Cette expérience est préférable à celle que faisait M. Cl. Bernard à propos de la strychnine, lorsqu'il coupait tous les nerfs sensitifs pour voir si l'action du poison sur la moelle était capable, ou non, d'amener des convulsions, et

---

[1] Gazette médicale, Comptes-rendus de la Société de biologie, juillet 1870.
[2] Thèses de Paris, année 1863, n° 168, pag. 36.

s'il ne fallait pas, en cas d'absence, les rapporter aux extrémités sensibles. Car, dans le cas de M. Cl. Bernard, la moelle a beau être hyperesthésiée, elle ne réagit pas, faute d'excitant. Eh bien ! l'empoisonnement des nerfs sensitifs de la patte, préparée dans l'expérience rapportée au n° 26, a pu aller jusqu'à complète paralysie, sans amener la moindre convulsion et sans laisser voir ces mouvements forts et rapides qui indiquent une hyperesthésie quelconque.

Enfin il est encore un autre point qui intéresse la marche générale de l'empoisonnement : c'est l'absorption et l'élimination du poison.

On sait depuis longtemps que l'absorption des poisons est beaucoup plus lente par le tube digestif que par l'introduction dans le tissu cellulaire sous-cutané, beaucoup moins grave dans ce dernier cas que par injection dans les vaisseaux ; que l'introduction par le rectum est plus efficace que l'ingestion dans l'estomac, etc. Les expériences de Hottot et Liégeois, à ce sujet, ont montré que l'aconitine ne s'écartait pas de la règle commune. J'ai cru inutile de renouveler leurs expériences.

Mais il est un fait déjà signalé par Waller et rappelé par M. Brown-Sequard dans la discussion qui a eu lieu sur l'aconitine, au sein de la Société de biologie, fait qui demandait à être expliqué. Si l'on fait un mélange d'aconitine, d'alcool, de chloroforme et d'axonge, l'absorption est bien plus rapide que si l'on supprime le chloroforme du mélange. Nous avons fait tremper (Exp. 24) une patte de grenouille dans une solution contenant de l'aconitine, de l'alcool et du chloroforme, en supprimant l'axonge, qui nous a paru étrangère à l'absorption ; et une patte d'une autre grenouille dans de l'eau et de l'aconitine seule. Nous avons constaté en effet que la grenouille qui trempait dans la solution chloroformique a été atteinte la première, mais sans donner de convulsions. De sorte que dans un tel mélange l'aconitine et le chloroforme agissent indépendamment l'un de l'autre sur l'organisme ; l'action du chloroforme, étant très-rapide, se fait sentir la première; mais ce n'est pas aux débuts d'un empoisonnement par l'aconitine que l'on a affaire. Le chloroforme est même, dans ce cas, le correctif de l'aconitine, de même que la strychnine peut en être l'adjuvant en association semblable.

L'élimination du poison se fait par les émonctoires ordinaires : surface pulmonaire, peau, appareil urinaire. Elle commence dès qu'il y en a une petite quantité introduite dans le sang, et ne dépasse guère quelques heures. On comprend parfaitement qu'il y ait certaines conditions dans lesquelles l'élimination compense l'absorption de façon à ce qu'il n'y en ait jamais dans le sang une dose mortelle ; ou bien encore qu'une quantité capable de donner la mort étant introduite tout à coup dans la circulation, l'élimination, par la suite, empêche un tel effet de se produire.

Un autre fait à signaler, c'est l'élimination complète du poison et l'absence de toute lésion organique quand la mort ne doit pas s'ensuivre. A part l'affaissement qui suit d'ordinaire une grande fatigue et un travail musculaire considérable, on ne remarque rien dans les fonctions ordinaires d'un animal échappé au poison.

CHAPITRE III.

Action de l'aconitine sur le système nerveux.

———

En dernière analyse, nous avons rapporté au système nerveux central et à la moelle l'action première et principale de l'aconitine. Demandons-nous maintenant comment la moelle est atteinte, et comment se comporte l'aconitine vis-à-vis des autres parties du système nerveux et vis-à-vis du système musculaire. L'aconitine n'atteignant en rien les conditions anatomiques des tissus, ce sont de pures modifications fonctionnelles qu'elle entraîne par son mélange avec le liquide nourricier. Or, quel est le mécanisme normal et le fonctionnement du système nerveux?

L'activité nerveuse réduite à sa forme la plus simple est une *action réflexe*, telle qu'on l'observe, par exemple, chez les êtres à système nerveux rudimentaire. Elle comporte, comme chez les planaires, l'existence de nerfs sensitifs chargés de recueillir les excitations venues du monde extérieur, de les conduire à une masse centrale de cellules nerveuses ou ganglion nerveux chargé de recevoir ces excitations, et de les transmettre à un cordon moteur qui se rend directement aux organes. Plus souvent il y a deux ganglions sur le trajet du mouvement nerveux : un ganglion sensitif où aboutit le nerf sensitif, un ganglion moteur d'où part le nerf moteur, reliés entre eux par des espèces de cordons. Ce système forme ainsi une chaîne, et non un circuit.

On a comparé, avec raison, le fonctionnement d'un tel système à celui de nos télégraphes ordinaires. L'extrémité sensitive est comme le bureau de

9

réception et de départ qui reçoit des communications du dehors, et qui les transmet par des fils nerveux à des bureaux centraux chargés de les expédier à destination, par l'intermédiaire d'autres fils se rendant aux organes à desservir. Il y a seulement une différence, c'est que ce n'est pas le même mouvement communiqué, la même force active qui se transporte ainsi d'un point à un autre, comme on l'admet pour l'électricité, dans la théorie des courants. C'est une série de mouvements se transmettant de proche en proche, par une suite de transformations de forces de tension en forces vives. Ces forces se succèdent et se suscitent les unes les autres. Le mouvement du monde extérieur met en jeu la force latente de l'extrémité périphérique sensible, qui elle-même, en passant à l'état de force vive, met en jeu la force latente du cordon nerveux, et ainsi de suite. Les centres sont des amas plus considérables de forces en tension; ils jouent le rôle de bureaux de renforcement. On ne peut mieux donner une idée matérielle de l'action nerveuse, que de la comparer à la conflagration d'une traînée de poudre qui se poursuit d'une extrémité à l'autre.

Les fonctions si complexes du système nerveux des animaux supérieurs peuvent se ramener au mécanisme général des actions réflexes, sans en excepter les facultés élevées. Le système nerveux le plus compliqué peut toujours se ramener à une formule simple, et n'est en somme qu'une réunion d'un plus ou moins grand nombre de ganglions et de cordons nerveux. La moelle est un assemblage de ganglions sensitifs et moteurs (substance grise) reliés entre eux, de différentes façons, par des groupes de cordons (substance blanche), et communiquant avec des nerfs qui y arrivent (racines postérieures) et qui en partent (racines antérieures). Le bulbe est une réunion de centres particuliers qui président aux fonctions régulières et continues de l'organisme, telles que la respiration, la circulation. L'encéphale et le cerveau ne sont aussi que des centres spécialisés en rapport avec des nerfs spéciaux, les nerfs des sens, et recevant de plus communication de tout ce qui affecte l'organisme (*idées*), capables aussi d'emmagasiner et de tenir en réserve des mouvements reçus du dehors (*mémoire*), de les rapprocher et de les combiner (*jugement* et *raisonnement*), de les produire et de les transformer en forces vives à un moment donné (*volonté*). Le système nerveux de la vie organique ou du grand sympathique est construit sur le même plan que le système médullaire ; comme lui, il se compose de ganglions et de filets nerveux. Il fonctionne de la même façon. Ces deux systèmes sont de plus en connexion directe et peuvent réagir l'un sur l'autre. Une action réflexe peut avoir son point de départ dans le système médullaire et se terminer dans le système du grand sympathique, et réciproquement.

Comme nous l'avons vu, il y a trois conditions essentielles à la production des actions réflexes, et par suite au fonctionnement de tout le système nerveux : des excitations extérieures ou mouvements communiqués à un nerf centripète, des centres nerveux capables de recevoir ce mouvement, un nerf centrifuge partant d'un centre pour aller à la périphérie. Il y a donc trois façons d'atteindre le fonctionnement du système nerveux.

Empoisonnement des centres. — Nous avons vu que les symptômes observés au début de l'empoisonnement étaient dus à une suractivité nerveuse qui ne pouvait être rapportée aux extrémités périphériques chargées de recueillir ou de transmettre les excitations, et par conséquent que ces excitations elles-mêmes, quelle que soit leur intensité, n'y étaient pour rien, et que c'était dans la moelle qu'il fallait chercher la source de ces perturbations. Sous l'influence de l'aconitine, ces centres accumulent une plus grande quantité de force de tension, ou deviennent capables de dépenser sur-le-champ leurs réserves ; ces forces, mises en activité par un choc extérieur qui est resté le même, déterminent les mouvements désordonnés que nous connaissons.

En outre, une excitation qui à l'état ordinaire était trop faible pour rien produire, et qui passait inaperçue, suffit alors à provoquer des réactions violentes. C'est ainsi que l'ouverture d'une porte, l'aboiement d'un chien, le roulement d'une charrette sur le pavé, le moindre choc imprimé aux objets environnants, déterminent des convulsions et de l'agitation qui pourraient passer pour des mouvements spontanés, si l'on n'y faisait pas attention.

Toutes les parties du système nerveux central subissent à peu près en même temps l'influence excitatrice du poison. Si les contractions se passent surtout dans les membres postérieurs chez la grenouille, c'est que ce sont les membres les plus forts, les plus puissants. La respiration accélérée du début indique que le bulbe est des premiers à ressentir les effets de l'aconitine, qui agit sur les centres respiratoires. Les mouvements volontaires ne sont pas plus réguliers que les mouvements provoqués : ils sont exagérés et pervertis. A un mouvement voulu par l'animal s'en substitue souvent un autre : les centres des mouvements volontaires situés dans la protubérance sont donc atteints.

A cette période de suractivité succède une période de dépresssion qui indique une paralysie de la moelle.

MM. Bœhm et Wartmann disent que l'aconitine produit une diminution du pouvoir réflexe des ganglions sensibles, puis une diminution de l'excita- bilité des ganglions moteurs. Devons-nous ainsi distinguer entre la para- lysie des ganglions sensitifs et la paralysie des ganglions moteurs ? Nous n'avons aucune raison pour cela. Quand toute action réflexe a disparu, on peut encore provoquer des mouvements en portant un courant le long de la colonne vertébrale, mais on excite alors les faisceaux blancs de la moelle ou les racines des nerfs moteurs, et non les ganglions moteurs eux-mêmes.

Empoisonnement des nerfs sensitifs. — Tant qu'au simple contact et au pincement de la peau la moelle est le siége d'actions réflexes, les nerfs sensibles sont plus ou moins intacts. Plus tard, la constatation de l'état des nerfs sensitifs est plus ou moins liée à la constatation de celui de la moelle. Quand le simple attouchement ne suffit plus à provoquer des contractions, un fort pincement ou le contact d'un acide en déterminent encore. Quand ces moyens d'excitation sont devenus impuissants à leur tour, l'élec- trisation du tronc du nerf peut encore amener des mouvements généraux et mettre en jeu le pouvoir excito-moteur de la moelle. Ces faits ne prouvent pas du tout que les nerfs sensitifs soient empoisonnés, et empoisonnés de la périphérie au centre. On peut dire que cette résis- tance de plus en plus grande aux excitations est due à la moelle, et non aux extrémités périphériques, qui continuent à recueillir un même excitant.

L'excitation galvanique du tronc nerveux est plus efficace, parce qu'elle est plus rapprochée du foyer à mettre en activité, et que le mouvement nerveux a moins de chemin à parcourir ; ceci arrive aussi dans la mort naturelle. Ce qui prouve bien que les extrémités et cordons sensibles n'y sont pour rien, et que la moelle seule est le siége de ces modifications, c'est que, si l'on a soin de préserver un membre postérieur de l'action du poison, le pincement de la peau saine devient inefficace en même temps que celui de la peau empoisonnée de l'autre membre; les acides aussi n'agissent pas plus sur l'une que sur l'autre. La galvanisation des troncs sciatiques, à n'importe quelle hauteur, produit le même effet des deux côtés.

Enfin, quand la moelle est paralysée, comment s'assurer de l'état des nerfs sensibles, et comment savoir si le poison a une action sur eux ?

Pour démontrer qu'indépendamment de son action sur les centres médullaires, l'aconitine agissait sur les nerfs sensitifs, MM. Hottot et Liégeois introduisaient sous la peau d'une grenouille déjà empoisonnée par l'aconitine, *dès que la sensibilité cessait*, un morceau de sulfate de strychnine, après avoir toutefois préservé un membre de ce dernier poison; ils voyaient alors la sensibilité réapparaître et des convulsions se produire au pincement du membre non strychnisé. S'ils faisaient leur injection de strychnine *quelque temps après la cessation de la sensibilité*, ils n'obtenaient plus de convulsions du tout; si ce n'est en agissant sur les troncs sensitifs eux-mêmes, et encore ne fallait-il pas attendre trop longtemps, car alors ces derniers eux-mêmes ne donnaient plus rien [1].

L'Expérience 26, renouvelée des mêmes auteurs avec quelques modifications, et l'Expérience 27, sont de nature à mieux indiquer encore que l'aconitine empoisonne et paralyse directement les nerfs sensitifs, et cela assez rapidement. Ce n'est pas en effet l'empoisonnement lui-même de ces nerfs qui nous intéresse le plus, car d'une façon ou d'une autre ils doivent subir nécessairement l'influence de l'agent toxique, mais bien le moment de cet empoisonnement et la relation qu'il a avec la paralysie des autres par-

[1] Hottot; Thèses de Paris, 1863, n° 168, pag. 53.

tiés du système nerveux. Or nous savons le plus important : c'est que ces nerfs ne sont pas tués avant les centres. Ils seraient tués tout de suite après eux, que dans l'espèce la constatation du fait n'aurait qu'un intérêt physiologique; mais ils pourraient mourir en même temps, et, sans jouer un grand rôle, augmenter cependant par leur paralysie concomitante la marche de l'inertie médullaire. En effet, sans être capables, ni par les forces qu'ils ont à leur disposition, ni par leur situation, d'exercer une suprématie, soit sur les phénomènes de contractions générales au début, soit sur la résolution organique qui suit, leur état doit être pris en considération.

Quant à savoir si l'extrémité du nerf meurt avant le cordon nerveux, c'est probable, surtout si l'on considère que ce sont toujours les tissus les plus délicats et les mieux nourris qui sont atteints les premiers; mais nous n'avons aucun moyen de le constater.

Empoisonnement des nerfs moteurs et sécréteurs. — Nous avons assez insisté sur la paralysie des nerfs moteurs et sur le rang qu'elle occupe dans l'ordre des phénomènes toxiques, pour nous dispenser d'y revenir avec détail ; c'est la dernière portion du système nerveux de la vie animale qui reste excitable et qui conserve ses fonctions.

Les nerfs moteurs semblent mourir du centre à la périphérie. Quand l'excitant porté sur les origines d'un de ces nerfs est impuissant, on n'a qu'à le rapprocher du muscle pour obtenir des contractions. Mais ici encore ce n'est qu'une apparence. Chez les animaux affaiblis, ou après la mort, plus on rapproche une force de dégagement, un courant par exemple, d'un centre de forces en tension, qui est ici le muscle, plus il y a de chances qu'elle produise son effet. Les nerfs sensitifs et les nerfs moteurs sont construits de la même façon et jouissent des mêmes propriétés ; cordons pour cordons, on ne comprendrait pas, s'il en était autrement, que les uns meurent de la périphérie au centre, et les autres du centre à la périphérie.

La plaque terminale des nerfs moteurs doit être paralysée avant les troncs, vu sa texture plus délicate et sa nutrition plus active. Mais nous ne pouvons le prouver expérimentalement. Tout ce qui agit sur les plaques motrices agit en même temps sur les fibres musculaires, et la résistance à l'excitabilité peut tenir aussi bien à un commencement de paralysie de ces fibres qu'à la paralysie des plaques. C'est pourquoi M. Gréhant va trop loin en disant: «Nous avons répété cette autre expérience que M. Cl. Bernard a faite avec le curare ; un muscle gastrocnémien de grenouille est plongé dans un verre de montre contenant une solution d'aconitine, et le nerf est suspendu au dehors ; on dispose une autre préparation semblable, de manière que le nerf plonge dans la solution du poison et que le muscle reste suspendu au dehors. Or, dans le premier cas, le nerf perd complétement son excitabilité, le poison ayant agi par imbibition sur les extrémités périphériques de ce nerf dans le muscle; tandis que dans le second cas le nerf immergé dans la solution conserve toujours la propriété de faire contracter le muscle. Ainsi, le mode d'action de l'aconitine paraît être identique avec celui du curare : ce poison paralyse le système nerveux moteur en agissant sur ses extrémités périphériques[1]. »

Quand le simple contact d'un liquide, de l'eau par exemple, suffit à détruire la contractilité des fibres musculaires, comment une solution d'aconitine ne la détruirait-elle pas davantage?

Quant aux nerfs sécréteurs, nous sommes tenu d'entrer dans quelques détails. Depuis quelques années, on avait parlé de l'existence de nerfs sécréteurs, c'est-à-dire de nerfs qui se distribuent aux glandes ; Schiff et Claude Bernard, à la suite de leurs recherches sur les fonctions de la corde du tympan, la supposaient, ainsi que Krause. Pflüger décrivit même des nerfs glandulaires; mais les résultats de leurs observations étaient très-contestés. Les recherches d'Heidenhain sur l'action de l'atropine, de la nicotine, et autres poisons sur la sécrétion de la glande sous-maxillaire, étaient une forte probabilité en faveur de l'existence de ces nerfs ; restait leur démonstration.

En étudiant les glandes à venin des larves de salamandres, M. Rouget a été amené accidentellement à constater d'une façon indubitable la réa-

[1] Revue scientifique, 2e série, 1re année. pag. 500.

lité de ces nerfs. Les glandes en question se mettent en activité, sous des influences extérieures, la présence d'un ennemi par exemple. Elles sont innervées par des nerfs de la vie animale très-larges et venant de la moelle. On voit toutes les glandes de la membrane natatoire dorsale suspendues à des filets nerveux facilement reconnaissables là où il n'y a pas de vaisseaux. Ces nerfs se rendent au centre de la glande. Le cylindraxe, divisé en deux ou trois fils pâles et dépourvus de moelle, se termine en pénétrant dans les cellules glandulaires.

Ils fonctionnent absolument comme les nerfs moteurs : ce sont des nerfs centrifuges faisant passer les forces potentielles contenues dans la glande à l'état de forces vives, par des décharges successives de la moelle. Il se produit dans la glande une oxydation plus intense de la substance propre des éléments, dont le résultat immédiat est une élévation de la température comme toujours, et un accroissement de sécrétion.

Alors même que le nerf n'est pas en activité, il y a toujours un peu de sécrétion, résultat de la nutrition de la glande et d'une sorte de tonicité analogue à la tonicité musculaire; s'il y a hypersécrétion, c'est que les nerfs glandulaires agissent. Les hypersécrétions bronchiques, stomachales, salivaires, etc., qui signalent le début de l'empoisonnement, sont dues, comme les troubles musculaires, à des actions centrales transmises aux glandes par ces sortes de nerfs. Une fois la moelle empoisonnée, les sécrétions s'arrêtent. Il est probable que ces nerfs meurent comme les nerfs moteurs.

Empoisonnement du système du grand sympathique et des nerfs vaso-moteurs. — La structure spéciale du système nerveux de la vie organique le préserve, pendant assez longtemps, de l'action toxique des poisons. Ses centres ganglionnaires se distinguent par ce fait, qu'ils sont entourés de couches multiples de tissu conjonctif.

Par cette disposition, ils échappent, plus facilement que les autres éléments nerveux, à un empoisonnement rapide. On sait que les tissus conjonctifs solides sont des barrières à l'absorption des liquides, et par conséquent au plasma du sang qui porte l'agent toxique. Ce n'est qu'à la longue que ces centres sont atteints. Dans la moelle, au contraire, la névro-glie jouit d'une grande puissance d'absorption.

On peut ainsi répéter, à propos de l'aconitine, ce que M. Rouget dit des sels d'argent : « Il résulte de toutes mes expériences que le système nerveux vaso-moteur est le dernier qui résiste à l'action toxique des sels d'argent, comme le démontre la persistance des battements du cœur et de la circulation, après suppression de toute activité du système nerveux encéphalo-rachidien, et même après l'extinction de la contractilité dans les muscles de la vie animale[1].»

Il n'en est par cela même que plus ouvert aux excitations transmises et amplifiées par la moelle. C'est ainsi que s'expliquent ces troubles du système musculaire de la vie organique concomitants de ceux de la vie de relation : nausées, hoquets, vomituritions, vomissements, évacuations quelconques, rétraction des poumons et aplatissement de la cage thoracique, etc. Pour ce qui est des modifications dilatatrices des vaso-moteurs, elles se rapportent aux actions nerveuses d'arrêt.

Il y a *phénomène réflexe d'arrêt* toutes les fois qu'une excitation portée sur un nerf centripète aboutissant à un centre ganglionnaire détermine une action si énergique, que les mouvements s'arrêtent immédiatement. Ainsi, une excitation forte et intense du pneumo-gastrique détermine un arrêt du cœur qui reste en diastole à l'état de paralysie. Ce phénomène a été observé aussi sur un nerf de la vie organique, le grand splanchnique, qui se termine dans le plexus cœliaque ; son excitation violente a fait cesser les contractions de l'intestin. Une excitation électrique et mécanique peut donc arrêter un mouvement. La volonté de l'animal, ou une excitation ordinaire intense, peuvent produire le même effet.

On sait que la volonté peut suspendre certaines fonctions organiques ou semi-volontaires : la toux, la défécation, le vomissement, la miction, voire même les battements du cœur.

En Allemagne, on a inventé, pour expliquer ces phénomènes, des *nerfs d'arrêt*; en France, on les a appelés *nerfs dilatateurs*. Rien ne prouve l'exis-

[1] Archives de physiologie normale et pathologique, juillet 1873, pag. 353.

tence des uns et des autres ; si l'on voulait être logique, tous les nerfs rachidiens et tous les nerfs émanés du grand sympathique, de même que le pneumo-gastrique et le grand splanchnique, seraient des nerfs d'arrêt.

Il y a une condition: c'est que, lorsqu'il survient un arrêt de mouvement, au lieu d'un mouvement lui-même, on peut être sûr qu'il y a un ganglion sur le trajet du nerf excité. L'épuisement instantané du ganglion par une excitation intense est une explication hypothétique, mais la plus probable, du phénomène.

Les forces de tension accumulées dans le ganglion passent tout entières à l'état de forces vives, et celui-ci, épuisé, devient inactif. C'est alors que les nerfs moteurs émanés du ganglion n'agissent plus sur les muscles. Au bout d'un certain temps, la nutrition n'étant pas suspendue, le ganglion récupère ses forces, et les contractions peuvent se reproduire.

Enfin, survient plus ou moins tard la paralysie directe du système du grand sympathique.

Dans la considération des effets de l'aconitisme sur les divers appareils, nous ne devons jamais perdre de vue l'influence du système nerveux. Les troubles et les dérangements qui surviennent dans la respiration sont donc dominés par l'état du système nerveux ; or le système nerveux peut agir sur l'appareil respiratoire de diverses façons :

1° La sensibilité spéciale du poumon transmise par le pneumo-gastrique et la sensiblité générale, deux conditions nécessaires au réflexe respiratoire, peuvent être atteintes ou abolies;

2° Les nerfs moteurs du grand sympathique et de la vie de relation peuvent être paralysés ;

3° Les centres volontaires peuvent agir, au passage, sur la transmission de ce même réflexe respiratoire ;

4° Les propriétés excito-motrices des centres du bulbe et de la moelle peuvent être exaltées, diminuées ou abolies.

Nous savons d'avance que les centres médullaires, en particulier les centres du bulbe, sont des premiers à subir l'influence du poison. Nous ne pouvons ainsi prendre en considération que la dernière des conditions ci-dessus énoncées. C'est à cette seule cause, à l'action de l'aconitine sur les centres nerveux, qu'il est permis de rapporter les accidents qui se passent du côté du poumon.

L'exagération et l'irrégularité des mouvements respiratoires correspondent à la première période de l'empoisonnement de la moelle ou à son hyperesthésie. Puis la respiration devient lente, pénible, laborieuse, quand les excitations réflexes normales ne suffisent plus à l'entretenir, et que la volonté de l'animal intervient par instinct de conservation.

On sait, en effet, que l'accomplissement de cette fonction est dû à des réflexes constants, prenant naissance dans des sensations internes et cutanées, transmises aux centres médullaires et en particulier au bulbe, d'un côté par les filets sensitifs du pneumo-gastrique, de l'autre par les nerfs sensitifs cutanés, réflexes, mettant en jeu les appareils musculaires de la vie animale et organique, adaptés à cette fin. La volonté peut, jusqu'à un certain point, remplacer les excitations ordinaires quand elles viennent à cesser et que l'animal en a conscience. Mais bientôt la volonté elle même devient impuissante, et la respiration s'arrête ; elle ne reparaît plus que lorsque de forts pincements ou des courants provoquent des mouvements généraux.

Les tracés de la respiration, que nous donnons à la fin, confirment tout à fait cette manière de voir. Ceux qui sont pris au déclin de la respiration ressemblent beaucoup à ceux qui suivent la section des pneumo-gastriques [1], ce qui tend une fois de plus à prouver la paralysie du bulbe à une certaine période de l'empoisonnement.

Il nous faut également rendre compte de certains accidents spéciaux observés dans les poumons : hypersécrétions bronchiques, flots d'écume vomis par les chiens, dont une partie provient du poumon; quelquefois liquide filant comme chez les oiseaux , congestion légère et rétraction presque constante des poumons, creux thoracique des grenouilles déjà signalé par Hottot. Ces faits ont été constatés en partie par M. Rouget dans l'empoisonnement par les sels d'argent, et spécialement chez les chiens

[1] Voir Paul Bert ; Leçons sur la physiologie comparée de la respiration, 24e leçon.

et les chats ; ils ont été comparés par lui aux phénomènes de l'*asthme*, qui sont aussi des spasmes des muscles respiratoires, spasmes des muscles bronchiques, hypersécrétions bronchiques, œdème et congestion pulmo-naires. Il les attribue à une irritation paralysante des centres d'origine des vaso-moteurs. Il est probable qu'en ce qui regarde particulièrement les phénomènes de congestion et de rétraction pulmonaires, l'irritation para-lysante des centres des vaso-moteurs et du système nerveux de la vie organique, est la cause directe, d'autant plus que ces symptômes ne se montrent que vers la fin de la première période. Quant aux hypersécré-tions bronchiques et à toutes les hypersécrétions, en général, que nous avons constatées, on doit les rapporter aujourd'hui aux nerfs sécréteurs, dont la science doit à M. Rouget la démonstration incontestable.

Chez tous les animaux supérieurs qui meurent par asphyxie, on observe des convulsions depuis longtemps rapportées à l'action de l'acide carbo-nique sur les centres moteurs de la moelle. Ici, ces convulsions se con-fondent avec les effets directs du poison. Voudrait-on mettre sur le compte de la difficulté de respirer les troubles musculaires et l'agitation qui précèdent de plus ou moins loin la mort? Ce serait nier l'influence du poison sur la moelle tout entière, et localiser son action sur le bulbe.

Les mouvements du cœur sont d'abord augmentés ou diminués, arrê-tés même tout à fait pendant un instant, puis fortement accélérés, petits et rapides, faibles et filiformes ; enfin ils diminuent de nouveau et de-viennent lents et plus forts, quand la dose n'est pas maximum et n'atteint pas promptement la substance musculaire.

Ces faits sont-ils en rapport avec la théorie de l'empoisonnement de la moelle et avec l'action physiologique connue du système nerveux sur le cœur? Tout à fait. Si des modifications passagères du cœur peuvent être dues quelquefois à la compression de cet organe par des organes voisins, la diminution de ses battements et son arrêt même, quelque momentané qu'il soit, ne peuvent être attribués à des troubles pulmonaires, surtout chez la grenouille, où la circulation est tout à fait indépendante de la respi-ration. C'est alors à une irritation paralysante du pneumo-gastrique et des

autres nerfs du cœur que nous devons recourir. L'exagération des battements est aussi due à une excitation moins intense de ces mêmes nerfs.

Plus tard les pneumo-gastriques, paralysés dans leurs centres, perdent
toute influence sur le cœur. Celui-ci ne fonctionne plus alors que par
ses propres éléments nerveux ; l'irritation que provoque le sang sur ses
parois le fait seule contracter ; les pulsations rappellent alors celles d'un cœur
arraché. Ces excitations ne sont ni assez nombreuses ni assez fortes pour
chasser le sang qui afflue en abondance au cœur. Il y a ainsi une véritable
asystolie qui entraîne la réplétion des gros troncs veineux, la congestion du
foie et des reins. Pour peu qu'à cette cause d'asystolie s'ajoutent, chez les
animaux supérieurs, des engorgements pulmonaires primitifs ou consécutifs,
on voit que le fonctionnement du cœur doit être fort altéré. Quand l'asphyxie
n'entraîne pas la perte de l'animal, la mort arrive donc par asystolie.

MM. Gréhant et Aschscharumow avaient attribué l'arrêt du cœur à une
action du poison, soit sur les ganglions moteurs propres du cœur, soit
sur la fibre musculaire elle-même. Les ganglions du cœur, protégés par
leur coque conjonctive, comme tous les ganglions nerveux de la vie organique, ne sont atteints que fort tard. Il en est de même des fibres musculaires protégées par le péricarde, comme l'indique la persistance des battements du cœur après même que les muscles de la vie de relation ont été
tués. Des cœurs arrachés et placés dans des solutions aconitinées ne se
sont pas arrêtés avant ceux qui étaient placés dans des solutions d'eau
saline (Exp. 29).

Quant à ce qui est de la circulation dans les petits vaisseaux et de la
pression du sang dans les artères, quoique variable et irrégulière, répon-
dant à l'état du système nerveux vaso-moteur, elle vient à l'appui du fait
d'asystolie. MM. Bœhm et Wartmann ont constaté que dans le dernier
stade la pression du sang dans la carotide était fort basse. Au début, la
pression était accrue chez les lapins, et diminuée chez les chiens et les
chats. N'ayant pas réussi nos expériences hémométriques, nous sommes
obligé de nous contenter des données des auteurs allemands. En tout cas,
nous avons observé l'injection des vaisseaux de l'oreille d'un lapin vers le

milieu de l'empoisonnement, puis la rétraction de ces vaisseaux (Exp. 11),
et constamment la pâleur des tissus au moment de la mort.

On a dit tour à tour que l'aconitine dilatait ou contractait d'une façon
exclusive la pupille; qu'elle la dilatait et la contractait alternativement dans
la même expérience. M. Gubler a observé la contraction de la pupille ;
M. Rabuteau, instillant quelques gouttes d'une solution aconitinée dans
l'œil, a vu au contraire la pupille se dilater.

Nos propres observations constatent plutôt une alternance de dilatations ·
et de rétrécissements, et finalement une contraction permanente (Exp. 11,
sur le lapin). Chez les grenouilles, tantôt l'œil est rentré dans l'orbite avec
rétrécissement pupillaire, tantôt il est saillant en dehors avec dilatation de
la pupille.

En tout cas, ces phénomènes sont aussi dus à l'action de l'aconitine sur
le système nerveux.

Quant à ce qui est de l'action directe de l'aconitine sur les fibres musculaires, les tracés de la Pl. IV obtenus en faisant contracter simultanément,
à l'aide de courants de même force, une patte saine et une patte empoisonnée de la même grenouille, montrent ce qu'elle est. Au début de
l'empoisonnement, il n'y a pas de différence notable entre les tracés ; nous
ne les avons pas rapportés. Par la suite, on obtient ceux que nous donnons,
qui accusent une moins grande hauteur dans l'élévation du levier du
muscle empoisonné et un abaissement plus lent. La chute, au lieu d'être
brusque et anguleuse, devient traînante et arrondie.

Enfin la rigidité cadavérique arrive toujours plus tôt chez un animal
empoisonné que chez un animal sain, et, sur le même animal, dans les
membres empoisonnés que dans les membres préservés.

Nous avons signalé, comme phénomène accompagnant l'agonie des
muscles, de nombreuses contractions fibrillaires apparaissant sur toutes les
parties du corps. Nous avons dit aussi que M. Gréhant les considérait
comme un commencement d'excitation des extrémités nerveuses, effet pré-
curseur de la paralysie. Elles sont, au contraire, un signe de la mort pro-

chaine des muscles. Elles apparaissent surtout à la suite des contractions violentes et épuisantes des muscles empoisonnés, à la suite d'un pincement et à la place même où il a porté ; nous les avons vues survenir après la section des nerfs moteurs.

CONCLUSIONS.

Il est juste, en terminant, de présenter d'une façon succincte les résultats auxquols nous sommes arrivé, de formuler, pour ainsi dire, des propositions qui fixent le physiologiste et le praticien; car, il ne faut pas l'oublier, l'intérêt thérapeutique est ici très-grand. La médecine empirique a beau accumuler des statistiques de guérison, un remède n'inspire de confiance réelle que lorsque son mode d'action physiologique vient éclairer ses propriétés médicatrices. L'aconitine est un poison des plus violents et des plus énergiques, qui peut rendre d'utiles services à la matière médicale, mais qui demande à être manié avec précaution et intelligence.

Un fait qui domine tout, qui ressort de tout ce que nous avons dit jusqu'ici, c'est que l'aconitine porte tout d'abord son action sur le système nerveux central.

Nous ne savons pas, au fond, comment agit l'aconitine sur ce système. Une action sur les vaso-moteurs de la moelle et une congestion de cet organe ne sont pas soutenables comme causes essentielles. C'est plutôt en modifiant la nutrition des organes centraux par son mélange avec le sang et le plasma nutritif, qui les baigne directement, que s'exerce son influence. L'augmentation ou la diminution de la quantité de sang augmente toujours l'excitabilité fonctionnelle de la moelle; l'augmentation ou la diminution des propriétés nutritives du sang doit entraîner le même effet. J'aurais voulu apporter des faits positifs à la question de savoir quelles sont les modifications que l'aconitine produit sur le sang. Le temps m'a manqué pour cela. En tout cas, voici ce qu'à propos d'un empoisonnement parallèle M. Rouget dit des rapports du sang avec les sels d'argent qu'il tient en solution : « Je ne puis m'expliquer l'action spéciale de l'argent sur les systèmes nerveux et musculaire, qu'en admettant qu'il circule dans le sang, mélangé et combiné au plasma, à l'état d'albuminate probablement, et qu'il atteint ainsi les éléments premiers des tissus, associé aux principes nutritifs que leur fournit le sang. Peut-on dire que par cette association le sang lui-même est altéré et a perdu ses propriétés physiologiques normales? Rien ne le démontre jusqu'à présent, et le sang qui transporte dans l'organisme une dose mortelle d'un composé d'argent, ne paraît pas plus altéré que celui qui renferme une proportion de l'agent toxique compatible avec le maintien de la santé et de la vie, et ne produisant que des troubles fonctionnels très-légers et même inappréciables. Il semble que le sang joue le rôle d'un agent de transport indifférent lui-même à l'action du principe toxique, au moins lorsque les composés d'argent pénètrent dans le sang par la voie de l'absorption [1]. »

Ce que nous pouvons dire, c'est ceci :

L'aconit et l'aconitine agissent identiquement de la même façon : le premier, grâce à la présence de la seconde. Il vaut donc mieux employer l'aconitine cristallisée et dosable de M. Duquesnel, que toutes les diverses préparations d'aconit, auxquelles on ne peut se fier quand il s'agit de donner des fractions de milligramme.

L'empoisonnement par l'aconitine se compose de trois périodes : une période de contracture et d'action générale ; une période de résolution des forces, et enfin une période de mort musculaire.

L'aconitine agit essentiellement sur les centres de la moelle et du bulbe en augmentant d'abord leurs propriétés excito-motrices, comme la strychnine, et surtout comme les sels d'argent ; elle les paralyse ensuite peu à peu. Dans l'encéphale, les centres des mouvements volontaires sont atteints et très-affaiblis, les centres sensitifs semblent respectés en partie.

[1] Rouget; *loc. cit.*

L'aconitine paralyse ensuite successivement les nerfs sensitifs, les nerfs sécréteurs, les nerfs moteurs, le système nerveux sympathique et les muscles.

L'élévation de la dose d'aconitine ne change pas la marche générale de l'empoisonnement; elle ne fait que précipiter et concentrer les phénomènes.

Elle atteint la respiration par l'intermédiaire du bulbe, et non autrement. Par suite de son action sur les centres respiratoires, elle amène la mort par asphyxie.

Elle n'a également d'action sur le cœur que par l'intermédiaire du système nerveux. Elle n'arrête pas le cœur au début, en agissant directement sur lui. Cet organe continue à battre, quelle que soit la dose du poison, jusqu'après la suppression complète de la sensibilité, des mouvements réflexes et des mouvements volontaires. Il s'arrête définitivement par asystolie.

L'aconitine n'exerce aussi d'action sur l'œil et la pupille que par le système nerveux, surtout celui de la vie organique. Les phénomènes qui se passent de ce côté ne sont qu'un cas d'une action plus générale sur les centres nerveux.

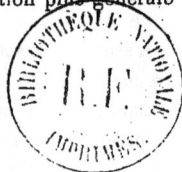

FIN.

EXPLICATION DES PLANCHES

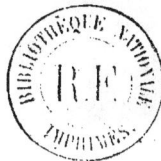

Nº 1.   Pl. I.

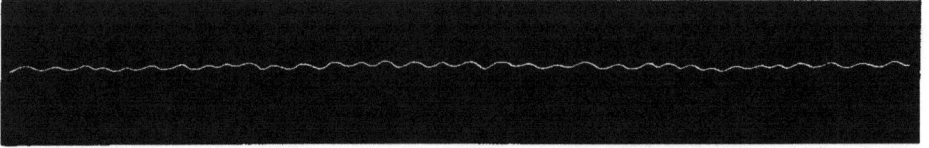

Nº 2.

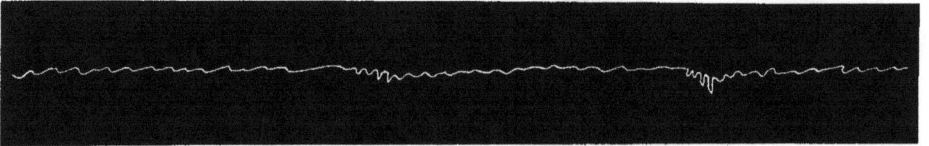

Nº 3.

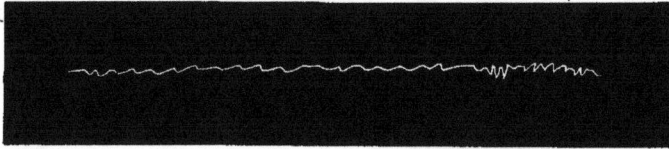

Nº 4.

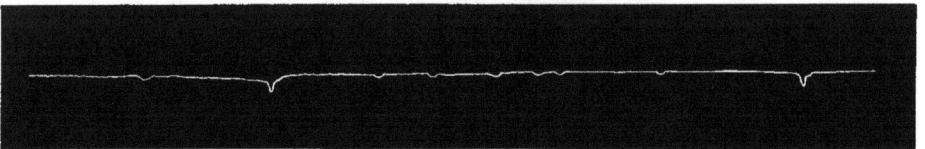

Nº 5.

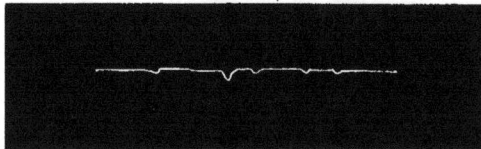

Boehm & Fils. Montp.r

Pl. II.

N.º 1.

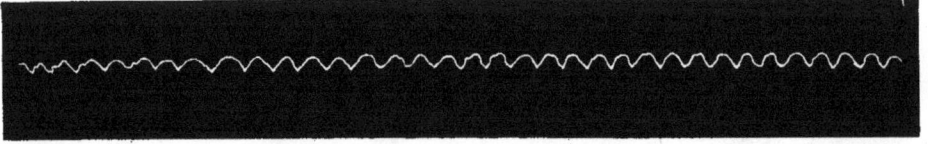

N.º 2.

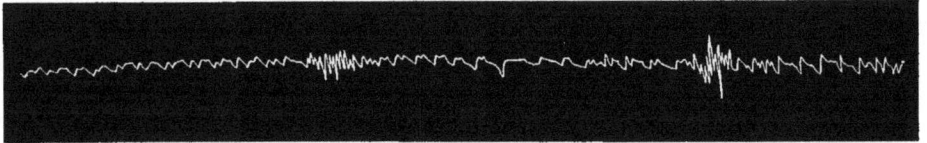

N.º 3.

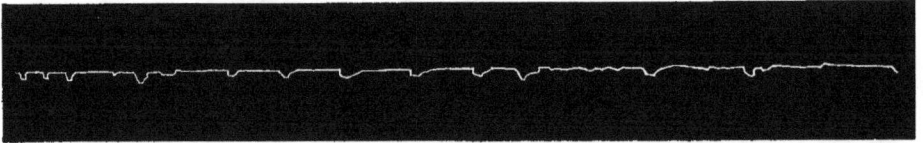

N.º 4.

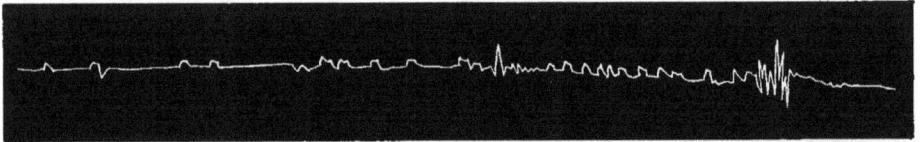

N.º 5.

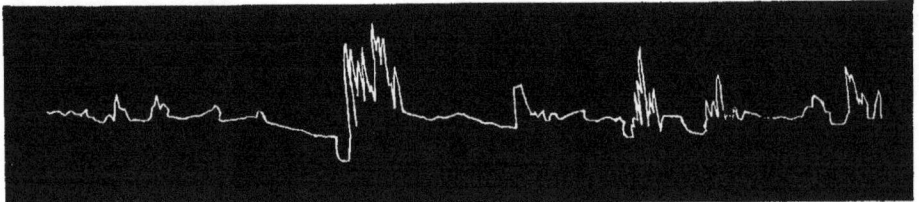

Borhm & Fils. Montp.ᵉ

N.º 1.   Pl. III.

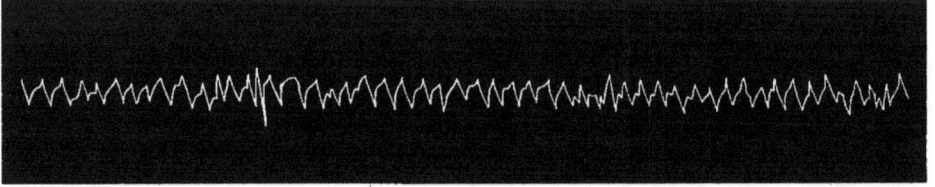

N.º 2.

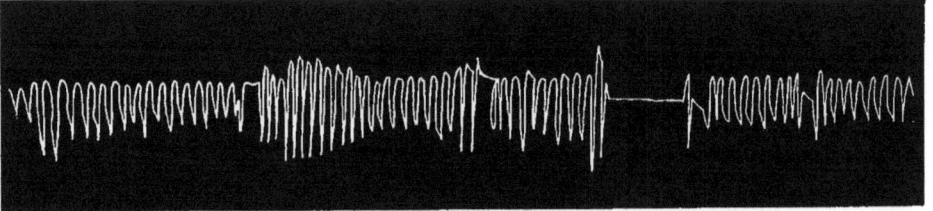

N.º 3.

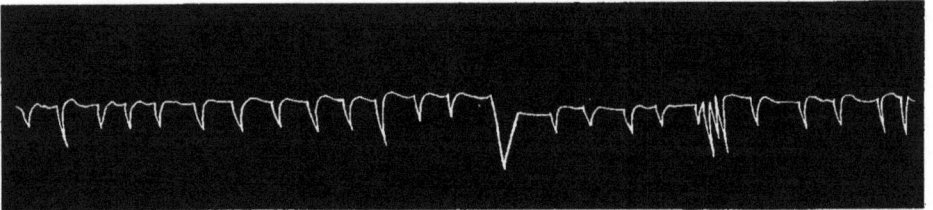

N.º 4

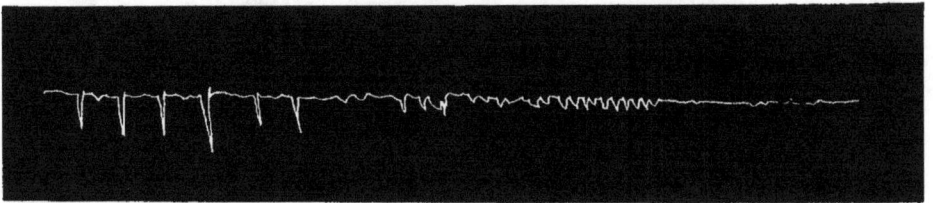

N.º 1.

Pl. IV.

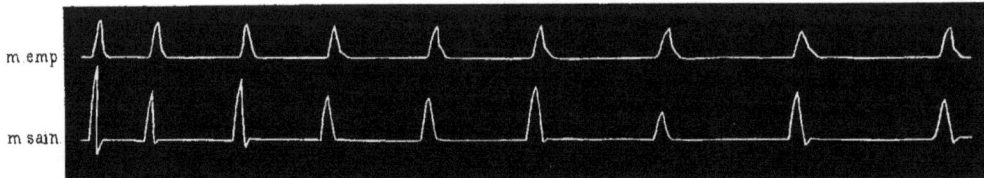

m.emp

m.sain.

N.º 2.

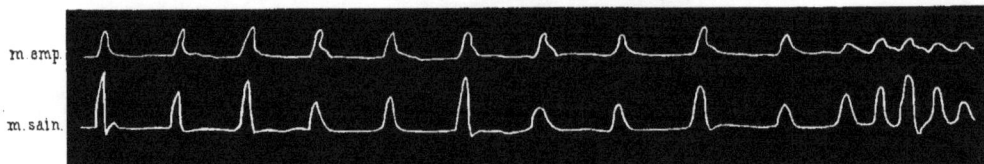

m.emp.

m.sain.

N.º 3.

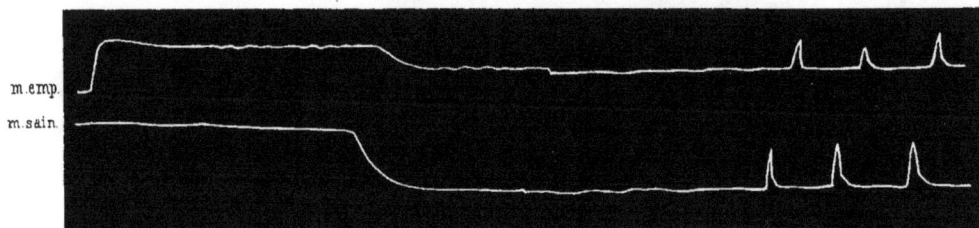

m.emp.

m.sain.

N.º 4.

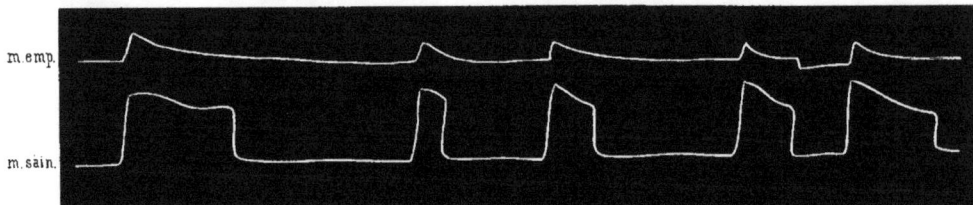

m.emp.

m.sain.

N.º 5.

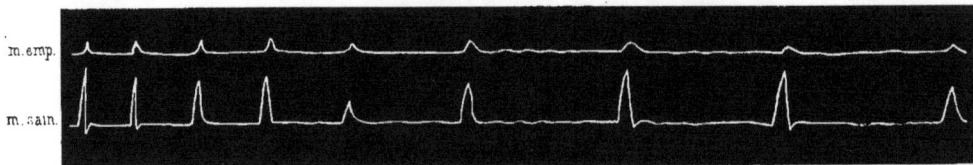

m.emp.

m.sain.

Lith. Borlon N.Fils. Manfp. r.

www.ingramcontent.com/pod-product-compliance
Lightning Source LLC
Chambersburg PA
CBHW050558210326
41521CB00008B/1020